Die
Krieger
Meditation

Die
Krieger
Meditation

Richard L. Haight

Shinkaikan Body, Mind, Spirit LLC

www.richardlhaight.com

ISBN 978-1-5323-3393-4

Haftungsausschluss:

1. Einige Namen und Identifizierungsangaben wurden geändert, um die Privatsphäre der Personen zu schützen.

2. Dieses Buch ist nicht als Ersatz für den medizinischen oder psychologischen Rat von Ärzten oder Psychiatern gedacht. Der Leser sollte sich regelmäßig an einen Gesundheitsexperten wenden, wenn es um seine körperliche oder geistige/emotionale Gesundheit geht, insbesondere im Hinblick auf Symptome, die eine Diagnose oder medizinische Behandlung erfordern.

Herausgegeben von Shinkaikan Body, Mind, Spirit LLC

www.richardlhaight.com

Inhaltsverzeichnis

Danksagungen

Zunächst möchte ich meinem Kampfkunstlehrer Shizen Osaki für die Unterstützung in meinen Meditationserforschungen danken. Ohne seine Hilfe wäre dieser neue Ansatz der Meditation und des Bewusstseins sicher nicht möglich gewesen.

Zweitens möchte ich meinem Studenten Kris Kokay, der mich zu diesem Buch inspiriert hat, meine aufrichtige Anerkennung aussprechen. Meinen Schülerinnen Linda LaTores und Barbara Becker danke ich für ihr äußerst hilfreiches Feedback zum Manuskript.

Ich möchte auch meinen anderen Studenten für ihr Engagement im meditativen Prozess und ihre vielen Fragen danken, die zur Klärung des Inhalts dieses Buches beigetragen haben.

Meinen Redakteuren Edward Austin Hall und Hester Lee Furey (die ebenfalls Korrektur gelesen haben) spreche ich meine aufrichtige Anerkennung dafür aus, dass sie mir geholfen haben, meine Stimme zu finden! Meinem Coverdesigner Nathaniel Dasco danke ich für das atemberaubende Coverdesign.

Auch vielen Dank an meinen Übersetzer Patrick Thiele und meine Korrekturleserin Francie Carter für solch eine wunderschöne deutsche Übersetzung. Es war ein Vergnügen, mit euch zusammenzuarbeiten.

Meine Frau, Teruko Haight, hat mir mit Geduld, Unterstützung und Hingabe geholfen, mein Bewusstsein im Alltag herauszufordern, eine unschätzbare Praxis, für die ich ewig dankbar bin.

Zum Schluss möchte ich mich bei den vielen Unterstützern bedanken, die finanziell zur Veröffentlichung dieses Buches beigetragen haben. Bitte seid euch bewusst, dass ich es ohne eure Unterstützung nicht geschafft hätte.

Im Folgenden führe ich jeden finanziellen Unterstützer namentlich auf:

Barbara Becker

Linda LaTores

Neal Jepson

Dan Smith

Rona Bennett

Toni Hollenbeck

Kiri Varatharajan

Michael Elliott

Gagandeep Singh

Scott Hughes

Jeffry Meyer

Irina Puschkina

John Bishop

Diane Wright

Spencer Udelson

Joop Tjeertes

Masaya Higuma

Roi Gary

Ich danke euch allen aus tiefstem Herzen!

Vorwort

Mit der Veröffentlichung dieses Buches bin ich nun seit mehr als 30 Jahren ein engagierter Meditierender und seit mehr als einem Jahrzehnt unterrichte ich Meditation. Vom ersten Moment meiner Meditationspraxis als Teenager habe ich Meditation ausschließlich als spirituelles Werkzeug betrachtet. Aber letztes Jahr, als ich die Entwicklung dieses Buches in einem Meditationskurs diskutierte, schlug mir einer meiner langjährigen Schüler, Kris, vor, einen nicht-spirituellen Ansatz mit dem Buch zu verfolgen, um die Total Embodiment Method (Methode der totalen Verkörperung, kurz TEM) mehr Menschen zugänglich zu machen.

Kris argumentierte, dass unsere Herangehensweise an die Meditation völlig prinzipienbasiert ist, sodass die Praxis jedem Menschen mit beliebigem Hintergrund zugutekommen könnte, sogar denjenigen, die nicht am spirituellen Erwachen interessiert sind. Da ich Meditation immer zum Zweck des spirituellen Erwachens eingesetzt habe, ist mir nie in den Sinn gekommen, sie der Allgemeinheit zugänglich zu machen.

Obwohl viele TEM-Praktizierende berichten, dass sie durch die Meditation ein „spirituelles" Gefühl der Verbundenheit mit dem Universum erfahren, gibt es keinen Grund, warum die Total Embodiment Method nicht das Leben eines jeden Menschen allgemein verbessern könnte. Schließlich sehnen wir uns alle nach einer Bereicherung in unserem Leben.

Von allen uns zur Verfügung stehenden Möglichkeiten der Lebensbereicherung ist die Meditation vielleicht eine der weisesten Entscheidungen, denn sie führt zu dauerhaften positiven Veränderungen im Gehirn, die unsere Wahrnehmung von jeder Erfahrung positiv beeinflusst.

Aufgrund der Persönlichkeit, Interessen und Hintergründe, die in die individuelle Praxis einfließen, können manche Menschen die innere

Transformation, die durch eine andauernde Meditationspraxis entsteht, als spirituell interpretieren, während andere sie vielleicht gar nicht als spirituell betrachten. Ich bin mir nicht sicher, ob der Jargon, mit dem wir unsere innere Transformation beschreiben, so wichtig ist wie die Transformation selbst - die Bereicherung unseres Lebens. Und wenn doch alle Menschen durch ihre Meditationspraxis bewusster, liebevoller und fähiger werden, warum sollte man dann darüber diskutieren?

Mit Kris' Vorschlag im Hinterkopf wurde dieses Buch geschrieben, um jedem zu dienen, der eine Bereicherung des Lebens mithilfe eines größeren Bewusstseins sucht. Unabhängig von deinem Hintergrund oder deiner Überzeugungen werden sich die in diesem Buch vermittelten Meditationsprinzipien, wenn sie praktiziert werden, als spürbar vorteilhaft für dein Leben erweisen.

Mit anhaltender Praxis bin ich zuversichtlich, dass das Bewusstsein und die innere Klarheit, die du durch das Üben der hier beschriebenen Meditationen gewinnst, dir dabei helfen werden, ein besserer Lehrer, Schüler, Elternteil, Kind, Ehepartner, Freund, Arbeitgeber oder Arbeitnehmer zu werden. Denn unabhängig von deiner Position wirst du mithilfe dieser Meditation ein integrierteres, fähigeres Individuum sein. Solange dein Ziel darin besteht, ein gesundes, lebendiges, klares, inspiriertes und authentisches Leben zu führen, können die in diesem Buch enthaltenen Praktiken dir behilflich sein.

Schließlich ist es meine tiefste Hoffnung, dass die meditativen Erfahrungen, die du machst, dir helfen werden, die Schönheit zu sehen, die in dir und überall um dich herum liegt.

Einführung

Als ich das erste Mal in Japan mit meinem Lehrer Shizen Osaki Kampfkunst trainierte, war ich überrascht, dass er nur wenige Sekunden vor und nach jeder Trainingseinheit für die Meditation einplante. Ich habe während meiner Zeit im Kampfkunsttraining unter vielen Ausbildern trainiert. Einige dieser Ausbilder setzten Meditation zu Beginn und am Ende jeder Trainingseinheit ein, andere hingegen ließen sie komplett weg, aber keiner von ihnen hatte jemals nur für ein paar Sekunden meditiert. Das schien mir als eine unmöglich kurze Zeit, um einen meditativen Zustand zu erreichen. Noch bevor ich zum ersten Mal einen Fuß in das Dojo von Osaki Sensei gesetzt hatte, hatte ich bereits viele Jahre meditiert, doch das zweisekündige Meditationsritual trotzte meinen Fähigkeiten.

Viele Jahre lang habe ich die Zwei-Sekunden-Meditationen mitgemacht, ohne nach dem Zweck zu fragen. Auch sonst hat niemand danach gefragt, also nahm ich an, dass es sich nur um ein Ritual ohne praktische Bedeutung handelte. Ich persönlich habe während der vielen tausend Male, in denen ich diese zwei Sekunden meditiert habe, nie einen nennenswerten Meditationszustand erreicht.

Bald gelangte ich in eine höhere Stufe des Kampfkunsttrainings und begann, Einzelunterricht mit meinem Lehrer zu haben. Während einer privaten Trainingseinheit fragte ich schließlich nach dem Ritual. Mein Lehrer hielt einen Moment inne, bevor er auf Japanisch antwortete (wir führten alle unsere Gespräche auf Japanisch).

Das ist eine ausgezeichnete Frage. In den traditionellen japanischen Kampfkünsten verwenden wir nicht die Unterrichtsmodelle einer herkömmlichen Schule. Das Lernen, wie man es aus der Schule kennt, ist passiv. Dort erwarten die Schüler vom Lehrer, dass er ihnen alles vorgibt.

Ich habe das Gefühl, dass Schüler, die langfristig einem passivem Lernen ausgesetzt sind, weniger scharfsinnig sind. Für das Kampfkunsttraining muss der Verstand der Schüler jedoch geschärft sein, daher bin ich der Meinung, dass das Lehrmodell einer Schule für unsere Zwecke nicht ausreichend ist. In unserem Kampfkunsttraining wird von den Schülern erwartet, dass sie selbstständig erkunden, was ich ihnen zeige, und darüber hinaus selbst Forschungen anstellen, um die inneren Geheimnisse zu entdecken.

Auch wenn es den Anschein haben mag, dass unser Ansatz zum Lernen sehr schwierig ist, habe ich das Gefühl, dass sich die Entwicklung der Menschen aufgrund ihrer eigenen Forschungen und Recherchen verbessert, als wenn man ihnen immer sagt, wie genau sie alles zu machen haben. Das führt nur zu einer faulen Einstellung. Ich denke, dass deine eigene Forschung deine angeborene Intelligenz hervorbringt, was dich zu einem viel mächtigeren Kampfkünstler und Menschen macht.

Mit dem Gedanken der Recherche im Hinterkopf glaube ich, dass deine Meditationsfrage eine große Gelegenheit zur Erforschung bietet. Ich bin gespannt, was du entdecken wirst.

Nachdem ich einige Wochen darüber nachgedacht hatte, kam mir der Gedanke, dass der Lebensstil und die Pflichten der Samurai eine ganz andere Herangehensweise an die Meditation erforderten, als die der Mönche.

Die Samurai brauchten auf dem chaotischen Schlachtfeld gegen andere gut ausgebildete Krieger sofortigen Zugang zu einer tiefen inneren Stille. Stundenlanges Sitzen mit geschlossenen Augen würde einem Krieger nicht erlauben, seine Pflichten zu erfüllen, noch würde es zu einer sofortigen Ruhe führen

Achtsamkeit war vonnöten, wenn er unerwartet oder chaotisch angegriffen wurde - eine Möglichkeit, mit der ein Krieger immer rechnen musste. Die Praxis eines Kriegers musste einfach und effektiv sein, Punkt.

Natürlich geraten viele alte Künste mit der Zeit und aus Mangel an Bedarf in Vergessenheit, und werden so zu verstaubten, formalisierten Traditionen, denen ihre ursprüngliche Zweckmäßigkeit fehlt - bloße Hüllen ihres früheren Ruhmes. Dennoch können wir innerhalb dieser Traditionen immer noch Hinweise auf verlorene Denkweisen finden, wenn wir sie genauer betrachten. Die Zwei-Sekunden-Meditation ist ein Beispiel für einen solchen Hinweis.

Obwohl die Künste, die Osaki Sensei lehrte, immer noch sehr wirksam waren, war im Laufe der Jahrhunderte sicherlich ein gewisser Verfall eingetreten. Um die Lebensfähigkeit eines Systems aufrechtzuerhalten, muss jede Generation es mit frischen Augen betrachten und es wieder zum Leben erwecken. Ich konnte mir nicht sicher sein, dass meine Antwort auf das Zwei-Sekunden-Meditationsrätsel richtig war, aber sie ergab Sinn und stellte eine mächtige Herausforderung für meine Meditationsfähigkeiten dar. Ich war begierig darauf, mit meiner Forschung zu beginnen.

Als ich mir über den Wert meiner Antwort sicher war, teilte ich sie meinem Lehrer mit, der aufmerksam zuhörte, und dann eine Zeit lang innehielt und nachdachte, bevor er antwortete.

Ich glaube, du hast die richtige Antwort gefunden. Jetzt musst du eine Art der Meditation entdecken, die dich in eine sofortige, ruhige Klarheit versetzt, aus der du dich unter extremem, kriegerischem Druck ohne nachzudenken richtig bewegen kannst. Bitte bedenke, dass zwei Sekunden vielleicht nur ein Hinweis darauf sind, was erforderlich ist. Gegen einen geschickten Gegner könnten selbst zwei Sekunden zu lang sein. Ich bin gespannt, was du entdecken wirst.

Kurz nach diesem Gespräch hatte ich ein visionäres Erlebnis, das mir einen starken Hinweis für meine Ausbildung gab. Ich sah, dass wir unsere Kampfkunstpraxis mit der japanischen Therapiekunst „Sotai-ho", für deren Ausübung ich eine Lizenz hatte, kombinieren mussten.

Ich sah, dass durch die Kombination der beiden Künste ein tiefes Bewusstsein entstehen würde, das beide Künste transformieren und die von mir angestrebte Meditationsmethode offenbaren würde. Obwohl ich befürchtete, Sensei würde mich für verrückt halten, weil ich eine „Vision" hatte, erzählte ich ihm bei der nächsten privaten Trainingseinheit, was ich gesehen habe.

Osaki Sensei sagte mir, dass Kamiizumi Ise no Kami, der Begründer unserer Schwertkunst, auch eine Vision gehabt haben soll, die ihn bei der Schaffung seines Kampfsystems, Shinkage-ryu, geleitet hat. Shinkage-ryu sollte, im Gegensatz zu anderen Kampfkünsten in jener Zeit, das Leben des Feindes begnadigen.

Kamiizumi Sensei empfand es als eine Schande, einen Feind unnötig zu töten, denn er wusste um die Qualität der Person, die es brauchte, um ein Samurai zu sein. Kamiizumi Sensei war der Ansicht, dass jeder Krieger einen wichtigen Beitrag zur Gesellschaft leistete und so war die Erhaltung jedes Lebens, wo immer möglich, die beste Strategie für die Gesellschaft.

Dank der Vision von Kamiizumi Ise no Kami und der überlegenen Wirksamkeit seines Kampfsystems wurde Shinkage-ryu vom Shogun (dem damaligen obersten militärischen Führer Japans) als seine offizielle Schwertkunst ausgewählt. Shinkage-ryu blieb die offizielle Kunst des Shogun für die nächsten 400 Jahre, bis zum Fall des japanischen Feudalsystems. Wegen ihrer unglaublichen Effizienz und der Vision für eine positive Gesellschaft ist Shinkage-ryu die am meisten verehrte Elite-Kunst der Samurai in der japanischen Geschichte.

Als Osaki Sensei mit mir über die Vision von Kamiizumi Sensei sprach, war er sichtlich inspiriert. Er erinnerte mich daran, dass ich einmal Sotai-ho auf seinem schmerzhaften Knie durchgeführt und es sich dadurch offensichtlich verbessert hatte. Er sagte, er könne es nicht abwarten, meine Therapiemethode zu lernen und zu sehen, was aus der Kombination von Therapie und Kampfkunsttraining entstehen könnte. Er schlug vor, dass wir jeden Tag mehrere Stunden für unsere Zusammenarbeit einplanen sollten.

Wir setzten unser tägliches, privates Training für mehrere Jahre fort und als wir unser Verständnis der Künste verfeinert hatten, begannen wir, uns in tiefe meditative Zustände zu versetzen, fast mühelos. Grundsätzlich war die Methode, die wir für unsere Meditation verwendeten, reines Gefühl, Intention und entspannte Achtsamkeit - das Ergebnis eines engagierten, täglichen, langfristigen Achtsamkeitstrainings unter intensivem physischen und psychischen Druck.

Als ich mich dem Ende meiner Ausbildung näherte und bereits Meisterlizenzen in den vier Samurai-Künsten erhalten hatte, die Osaki Sensei lehrte, fragte ich mich, wie ich unsere Meditationsmethode anderen vermitteln könnte, denn das Unterrichten lag nun in meiner Verantwortung. Ich hätte nicht gedacht, dass die Meditation, die wir durchführten, für jemanden funktionieren könnte, der nicht bereits gut ausgebildet war.

Ich habe das Thema mit Osaki Sensei besprochen. Wir waren uns einig, dass die Meditation unser Leben in jeder Hinsicht tiefgreifend beeinflusst hat und dass wir dadurch viel bessere Menschen geworden waren. Wir waren uns einig, dass es für die Gesellschaft von großem Nutzen wäre, wenn unsere Meditation der Öffentlichkeit zugänglich gemacht werden würde.

Sensei wollte, dass ich einen Weg finde, die Meditation an Anfänger weiterzugeben. Ich bedauerte, dass mir eine Schritt-für-Schritt-Methode fehlte, mit der Anfänger schnell zu der Tiefe des Bewusstseins vordringen konnten, zu der wir Zugang hatten. Sensei fragte mich dann, welche Art von Meditation ich praktizierte, bevor ich zu seinem Dojo kam.

Ich erklärte, dass ich nie eine formelle Meditationsausbildung durchlaufen hatte, aber trotzdem seit meinem sechzehnten Lebensjahr täglich meditierte. Ich habe mit einer grundlegenden Meditation begonnen, die ich von meiner Freundin gelernt hatte. Da ich seit meinem zwölften Lebensjahr ein engagierter Kampfkunstschüler war, wollte ich unbedingt einen Weg finden, während des Übens zu meditieren, also begann ich, den Meditationsansatz, den ich von meiner Freundin gelernt hatte, allmählich zu modifizieren. Als ich in Osaki Senseis Dojo eintrat, war meine Herangehensweise an die Meditation völlig anders als die Meditation, mit der ich als Jugendlicher begonnen hatte.

Als Ergebnis meiner andauernden Praxis vor dem Eintritt in Osaki Senseis Dojo konnte ich bereits während der Meditation gehen, sprechen und viele andere Aktivitäten durchführen, aber ich konnte weder in einen sofortigen meditativen Zustand gelangen, noch konnte ich unter der Intensität der Angriffe meines Lehrers meditieren.

Sensei bat mich, meine frühere Methode mit ihm zu teilen. Nachdem er nach dieser Methode meditiert hatte, war er sich sicher, dass sie leicht angepasst werden könne, um ein Schritt-für-Schritt-System zu schaffen, das in das funktionale, sofortige Bewusstsein führt, das wir erlebten. Ich zog mich von meinem Job zurück und widmete meine verbleibende Zeit in Japan dem intensiven Training mit Sensei. Wir trainierten sechs Stunden täglich, jeden Tag außer an den Wochenenden, für den Rest meines Japanaufenthaltes. Wir machten rasche Fortschritte in den Künsten, die wir praktizierten und verfeinerten unsere Lehrmethoden.

In diesem Buch werde ich die grundlegende TEM-Methode vorstellen, die einen Ansatz darstellt, der sich von jeder Meditation unterscheidet, von der du jemals gehört hast. Nachdem wir die Grundlagen vermittelt haben, werden wir untersuchen, wie du die Meditation in dein tägliches Leben integrieren kannst, sodass du nicht länger auf einen ruhigen Raum, eine bestimmte Körperhaltung oder besondere Dogmen angewiesen bist.

Du wirst vielleicht überrascht sein, wie einfach und effektiv die Methode ist. Innerhalb weniger Sitzungen wirst du mit relativer Leichtigkeit meditieren können, auch mit offenen Augen. Und mit etwas mehr Übung kannst du während der Meditation sogar gehen, Auto fahren und viele andere Aktivitäten durchführen.

Durch kurze, tägliche Meditationssitzungen werden sich dir die unglaublichen Vorteile der Meditation in deinem aktiven, täglichen Leben eröffnen. Letztendlich wirst du Meditation als eine Art des Seins vollständig verkörpern und nicht nur als ein Tun ansehen. Ich nenne das, die totale Verkörperung.

Während des gesamten Prozesses deiner Meditationsreise wirst du deinen Geist und Körper auf eine wachsende Gesundheit und größere Fähigkeiten vorbereiten. Dein Gehirn wird elastischer und du wirst mehr Ruhe, Klarheit und Inspiration erfahren.

Überraschenderweise gibt es viele wissenschaftliche Untersuchungen über die gesundheitlichen Vorteile, die mit einer regelmäßigen Meditationspraxis verbunden sind. Zusammenfassend lässt sich sagen, dass Meditation die Gesundheit fördert, indem sie die Immunfunktion verbessert und Entzündungen und Schmerzen in den Zellen verringert. Meditation steigert das Glücksgefühl, indem sie positive Emotionen erhöht und gleichzeitig Angst, Depression und Stress verringert.

Natürlich verbessert die Meditation deine Fähigkeit zur Selbstbeobachtung, was eine holistische und geerdete Lebensperspektive ermöglicht. Regelmäßige Meditation kann auch dein soziales Leben verbessern, da sie emotionale Intelligenz und Mitgefühl steigert und gleichzeitig Gefühle von Unsicherheit reduziert.

Vielleicht überrascht es dich, dass eine regelmäßige Meditationspraxis dein Gehirn durch die Vermehrung der grauen Substanz positiv beeinflusst. Insbesondere nimmt die kortikale Dicke in den Bereichen zu, die mit der Aufmerksamkeit in Zusammenhang stehen. Das Hirnvolumen nimmt ebenfalls in Bereichen zu, die mit positiven Emotionen, emotionaler Regulierung und Selbstkontrolle zu tun haben. Diese lebenswichtigen Veränderungen erhöhen das psychische Wohlbefinden und verringern gleichzeitig die emotionale Reaktionsfähigkeit.

Laut *Psychology Today* zeigt die Forschung, dass du auch Verbesserungen im Gedächtnis, in der Kreativität und im abstrakten Denken (Seppala) feststellen kannst.

Obwohl diese Vorteile erstaunlich sind, braucht es, um ehrlich zu sein, eine Menge Zeit und Mühe, um diese Vorteile zu spüren, und die meisten von uns einfach nicht die Zeit oder Energie für eine formelle, tägliche Meditationspraxis haben, sodass wir die Vorteile nicht bekommen ....

Das bringt uns also zurück zu den Unterschieden zwischen der *Total Embodiment Method* und anderen Meditationsarten. Die TEM wird dir einen schnellen und einfachen Zugang zu diesen Vorteilen geben, und dich an einen tieferen Ort bringen, als du dir vielleicht vorstellen kannst, und zwar mit geöffneten Augen in deinem aktiven alltäglichen Leben.

Die Meditation muss nicht länger ein Rückzug aus dem Leben sein, denn du wirst in der Lage sein, das zu verarbeiten, was das Leben dir entgegenwirft, während du es erlebst. Du wirst keine unverarbeiteten Emotionen und Frustrationen mehr aufbauen, denn das Leben selbst wird ein reinigender und korrigierender Prozess sein, der dein wahres Ich erfolgreich offenbart.

Meiner Meinung nach ist die TEM das bestgehütete Geheimnis der Welt in Bezug auf Selbstverbesserung, kognitive Verbesserung und Stressabbau. Ich habe wenig Zweifel daran, dass diese Art der dynamischen Meditation den Elite-Samurai bekannt war; sie wird immerhin im zweisekündigen Meditationsritual angedeutet.

Obwohl ich bezweifle, dass die Methode jemals formell als Modalität gelehrt wurde, konnten diejenigen, die sich wirklich dem Training widmeten, die Vorteile der Methode entdecken. Mit diesem Buch wird die hochflexible, hochwirksame Methode offenbart und der Öffentlichkeit zugänglich gemacht.

Mit etwas Hingabe an die tägliche Praxis wirst du in der Lage sein, beim Gehen und Sprechen, und sogar bei der Arbeit zu meditieren!

Stell dir vor, dir stünden alle wissenschaftlich nachgewiesenen Vorteile einer langfristigen, täglichen Meditation zur Verfügung, ohne dich aus dem Leben zurückziehen zu müssen, um in einen Meditationszustand zu gelangen (obwohl das von Zeit zu Zeit in Ordnung sein mag).

Mit der regelmäßigen TEM-Praxis wird dir die transformative Kraft der Meditation schließlich jederzeit zur Verfügung stehen, und zwar mit einem kurzen Moment der Intention.

Die Priorität der Samurai war ihre Effizienz. Sie waren nicht an einer sitzenden Meditation als Ergänzung zum Kampfkunsttraining interessiert (obwohl viele Samurai sicherlich die sitzende Meditation als religiöse Praxis ausübten), weil dieser Ansatz auf dem Schlachtfeld nutzlos gewesen wäre, wo angesichts der grausamen Verletzungen und des bevorstehenden Todes in jedem Augenblick ein ruhiges, klares und lebendiges Bewusstsein erforderlich war.

Mit der Effizienz im Hinterkopf werden wir sorgfältig zwischen Meditationsmethoden unterscheiden, die aus einer Religionspraxis geboren werden und solchen, die sich aus der Notwendigkeit der praktischen Anwendung ergeben, denn eine solche Unterscheidung kann dir viel Zeit und Mühe ersparen, wenn du nicht in erster Linie an einer Religionspraxis interessiert bist.

Obwohl die Meditationen, die ich lehre, sicherlich zu einem gewaltigen spirituellen Erwachen führen können, wie viele meiner Schüler bezeugen, sind sie im Grunde genommen kriegerische Herangehensweisen. Um die Ursprünge der TEM anzuerkennen, nenne ich die erste und grundlegendste Meditation die *Krieger-Meditation.*

Bei regelmäßiger Übung kannst du im Alltag mühelos in nur wenigen Minuten, Sekunden oder sogar sofort meditieren, je nachdem, wie sehr dein Gehirn an die Meditation gewöhnt ist. Es ist wirklich erstaunlich.

Im Verlauf deiner Meditationsreise wirst du auch feststellen, dass sich dysfunktionale Gedanken, Gefühle und Verhaltensweisen aus deinem Leben langsam auflösen, um durch ein Gefühl des inneren Friedens und der Erfüllung ersetzt zu werden. Du wirst beginnen, Flow-Zustände zu erleben, die den Erfolg in allem ermöglichen, was du dir zum Ziel setzt, einschließlich deiner Beziehungen und deiner Berufung. Du wirst mehr Inspiration und Kreativität erfahren und du wirst effizienter lernen und ein besseres Gedächtnis haben als zuvor. Dein Gehirn wird beginnen, auf natürliche Weise Chemikalien freizusetzen, die deine Gesundheit und Vitalität über das hinaus verbessern, was du wärst, wenn du nicht täglich meditieren würdest. Du wirst weniger Stress und Ängste erleben und vielleicht sogar das Gefühl haben, nie allein zu sein, selbst wenn niemand anderes in deiner Nähe ist. Du wirst entspannter sein, während alte, ungelöste mentale und emotionale Probleme verschwinden.

Darüber hinaus wirst du vollständiger essen, schlafen und leben, als du es je für möglich gehalten hättest. Mit beharrlicher Praxis wirst du ein engagiertes Leben mit lebhafter Bewusstheit und Verbundenheit führen und das bedeutet, dass du ein weiseres, bewussteres und fähigeres Individuum sein wirst, als du es dir jemals hättest vorstellen können.

Ja, du kannst wirklich wie ein Samurai-Meister meditieren. Und, was noch wichtiger ist, man kann es mit geöffneten Augen tun, während man spricht, beim Gehen und schließlich sogar bei der Arbeit.

Du wirst nicht nur Schritt für Schritt den Ansatz lernen, den ich in Japan unter der Anleitung meines Kampfkunstlehrers Shizen Osaki entdeckt und verfeinert habe, sondern zusammen mit diesem Buch biete ich dir eine kostenlose 30-Tage-Probe meiner täglich geführten Online-Meditationsklasse an, was bedeutet, dass ich dich persönlich jeden Tag durch die Schritte der *Krieger-Meditation* führen werde. Du findest den Link am Ende des Buches.

Das Ziel, zumindest für meinen Teil, ist, dass du in der Lage bist, in lebendigem Bewusstsein zu gehen, zu sprechen und zu arbeiten. Und darüber hinaus ist es meine Absicht, dass die lebendige Klarheit deine gelebte Realität sein wird. Aber unabhängig davon, ob du die tägliche Trainingsmöglichkeit mit mir nutzen willst, dieses Buch wird dir die Augen für Möglichkeiten öffnen, die du dir bisher nie vorgestellt hast.

Was passieren wird, ist Folgendes: Jeden Tag, wenn du die kurze Meditation praktizierst, wird dein Gehirn von dem gewohnheitsmäßigen, fokussierten, stressigen, unruhigen Beta-Wellen-Zustand, mit dem du dein ganzes Leben lang standardmäßig gelebt hast, in den meditativen Flow-Zustand der Alpha-Welle wechseln.

Wenn du dich in ein erweitertes Bewusstsein entspannst, wird sich dein Gehirn über den Alpha-, Theta-, Delta- und möglicherweise sogar Gamma-Wellen-Zustand hinausbewegen, der tiefgreifende, dauerhafte strukturelle Veränderungen in deinem Gehirn anregt.

Du wirst nicht nur hier und da in deinem Alltag meditieren, sondern es wird auch einfach sein und Spaß machen! Außerdem musst du nicht lange mit geschlossenen Augen in unbequemen Positionen sitzen, obwohl du das durchaus tun kannst, wenn du willst.

Mit fortlaufender Praxis wirst du in der Lage sein, mit einem bloßen Moment der Intention in tiefe Zustände des Bewusstseins und der Klarheit zu wechseln. Stell dir vor, du gehst zu einem Vorstellungsgespräch und kurz bevor du deinen potenziellen Chef triffst, wechselst du in einen lebhaften, ruhigen und klaren Zustand, der deine besten inneren Aspekte zum Vorschein bringt. Mit den Tugenden des Bewusstseins ist es wahrscheinlicher, dass du diesen Job bekommst, wenn er für dich geeignet ist.

Mit Übung kannst du schnell tiefere Meditationszustände erzielen, als du sie zuvor erreichen konntest, selbst mit vielen Jahren sesshafter Meditationspraxis.

Wieso ist das so?

Wenn du dich auf die sesshafte Praxis beschränkst, baust du den Glauben auf, dass du ideale äußere Umstände schaffen musst, um vollkommen zu sein. Ein Glaube, der einen Kampf zwischen dem täglichen Leben und dem Bewusstsein erzeugt, weil die äußeren Umstände niemals mit der Vorstellung des Geistes von einem perfekten Meditationszustand übereinstimmen werden. Mit einer einfachen Änderung der Einstellung, unterstützt durch einen flexiblen Meditationsansatz, gibt es keinen Grund für einen solchen Kampf.

Im aktiven Alltagsleben kann man unglaublich bewusst und vollkommen sein. Sei nicht überrascht, wenn du selbst während du dich bewegst, einige der folgenden Phänomene erlebst, die mit tieferen Hirnwellenmustern verbunden sind:

- Momente vollkommener glückseliger Klarheit
- Spontane Einsichten und Lösungen für Probleme, die dich vorher belastet haben
- Entspannung, da lang gehegte, ungelöste psychische/emotionale Probleme und Traumata zu schmelzen beginnen
- Unglaubliche Auseinandersetzungen mit der Gegenwart, sodass die Zeit sich zu beschleunigen scheint und sich Stunden wie Minuten anfühlen. Doch erstaunlicherweise kann die Zeit auch langsamer vergehen, wenn man sich in heiklen Lebenssituationen befindet, sodass man mehr Zeit hat, diese schwierigen Momente bewusst zu steuern
- Erhöhte körperliche Empfindungen, wie z.B. den Puls im ganzen Körper zu fühlen, zu wissen, wenn jemand von hinten auf dich starrt oder dich eins mit deiner Umgebung zu fühlen
- Das Niveau der Intimität und des sexuellen Vergnügens geht über das hinaus, was du jemals zuvor erlebt hast
- Unerklärliche Erfahrungen von Synchronizität
- Tiefgreifende visionäre Zustände
- Transzendentes Gefühl des Einsseins mit dem Universum

Da die TEM kein Dogma und keine feste Form hat und sie rein auf den Prinzipien der Bewusstheit und den natürlichen Eigenschaften des menschlichen Körpers basiert, ist sie sehr flexibel und kann in jeder Situation gut angewandt werden. Tatsächlich sind viele meiner Schüler langjährige Praktizierende und Lehrer anderer Meditationsformen. Sie berichten, dass einer der größten Vorteile des TEM-Ansatzes darin besteht, dass er sich sehr gut mit dem, was sie derzeit praktizieren, verbinden lässt und die ganze Meditationspraxis noch verstärkt.

Im Hinblick auf die Flexibilität hoffe ich, dass die Praktizierenden anderer Meditationsformen das, was sie vom TEM-Ansatz als vorteilhaft empfinden, für die Verbesserung ihrer eigenen Meditationsart nutzen, wenn sie das wollen. Für Menschen, die noch keine Erfahrung mit Meditation gemacht haben, gibt es keine

Bedenken bezüglich möglicher Schwierigkeiten, denn sie werden schnell entdecken, wie einfach die *Krieger-Meditation* ist. Ich habe immer wieder gesehen, dass auch Kinder damit leicht meditieren können. Tatsächlich haben sie es leichter als Erwachsene, die eher dazu neigen, den Prozess zu überdenken.

Beginnen wir mit der Erforschung!

Teil I

Grundsätze der Meditation

Was ist Meditation? Viele Menschen neigen dazu, Meditation mit einer bestimmten disziplinierten Praxis gleichzusetzen, bei der man schweigend und mit geschlossenen Augen im Schneidersitz dasitzt. Die Leser mögen überrascht sein, dass es viele Möglichkeiten gibt, das vibrierende Bewusstsein der Meditation zu erleben, wobei nicht alle Methoden gleich effizient sind.

Fast jede Meditation hat eine bestimmte feste Form, die sie definiert. Das Problem mit formalen Definitionen von Meditation ist, dass sie uns dazu veranlassen können, die Schritte und die Traditionen über das Bewusstsein zu stellen, das die Meditation ursprünglich enthüllen sollte.

Um die Falle von Form und Tradition zu vermeiden, werde ich Meditation nicht als eine Form definieren, sondern als einen Zustand lebendiger Klarheit, der aus einem tief integrierten gegenwärtigen Momentbewusstsein entsteht. Wie wir zu diesem pulsierenden gegenwärtigen Bewusstsein gelangen, ist meiner Meinung nach weniger wichtig als die direkte Erfahrung von pulsierender Klarheit.

Um Form und Tradition zu überwinden, müssen wir zunächst die Prinzipien des Bewusstseins isolieren. Natürlich ist es für die Isolierung von Bewusstseinsprinzipien hilfreich, ein wenig über den Zustand des Gehirns während der Meditation zu wissen, im Vergleich zum Zustand des Gehirns, wenn es sich nicht in einem meditativen Zustand befindet. Die Unterschiede spiegeln sich in messbaren Hirnwellen wider.

In Teil I erforschen wir die erste Gehirnwelle, die mit der Meditation verbunden ist und stellen sie der Gehirnwelle gegenüber, die mit dem Denken und der täglichen Aktivität verbunden ist. Wir werden zwei Schlüsselübungen verwenden, die vagale Atmung und den Fixpunkt-Fokus, um den Unterschied zwischen unseren regulären, Stress erzeugenden Hirnwellenmustern, den so genannten Beta-Wellen, und den ersten Hirnwellen, die sich bei der Meditation zeigen, den Alpha-Wellen, zu entdecken.

Das Trainieren der Übungen in Teil I wird dir nicht nur durch deine eigene Erfahrung die Unterschiede zwischen diesen beiden Hirnwellenzuständen aufzeigen, sondern es wird auch dazu dienen, wichtige Bewusstseinsgrundsätze zu isolieren, die, einmal verstanden, dein Verständnis für jede Meditationsform, die du praktizierst, verbessern werden. Wenn du die Grundsätze des Bewusstseins durch wiederholte Erfahrungen tief genug verkörpert hast, wirst du feststellen, dass du frei von Meditationsformen bist und dich den ganzen Tag über ganz natürlich in einen Zustand des lebendigen Gewahrseins bringen kannst.

Wie ich im vorigen Kapitel erklärt habe, werden Beta-Wellen ausgedrückt, wenn sich das Gehirn mit geistigen Aktivitäten beschäftigt. Zum Beispiel würde ein normales Gespräch den typischen Beta-Wellen-Zustand einer Durchschnittsperson stimulieren. Im Vergleich dazu würden Streitigkeiten, Reden und Debatten einen hohen Beta-Wellen-Zustand anregen.

Bei den meisten Menschen erzeugt das Gehirn, sofern wir uns nicht ausruhen, ständig messbare Beta-Wellen. Im Ruhezustand sendet das Gehirn im Allgemeinen Alpha-Wellen aus, welche langsamer und umfangreicher sind. Alpha repräsentiert einen ruhigen Zustand ohne Aufregung, was bedeutet, dass eine grundlegende beruhigende Meditation das Alpha widerspiegeln würde.

Sobald wir die Unterschiede zwischen Beta- und Alpha-Welle isoliert, erfahren und ein grundlegendes Verständnis für die Unterschiede zwischen diesen Zuständen und wie diese Zustände mit der Meditation zusammenhängen, entwickelt, und ein Verständnis für die wesentlichen Prinzipien der Meditation aufgebracht haben, werden wir mit der Erforschung der grundlegenden TEM-Praxis, der Krieger-Meditation, beginnen.

Ich glaube, dass du die unglaubliche Leichtigkeit und Flexibilität der Krieger-Meditation mit etwas Erfahrung sehr schätzen wirst. Du kannst sie dann, als eigenständige Methode oder als Ergänzung zu anderen Methoden, die dir persönlich gefallen, anwenden. Wenn du die Übungen aus Teil 1 auch nur ein paar Mal praktizierst, sollte dies ausreichen, um dein Verständnis für die wesentlichen Grundsätze zu vertiefen, die deine Meditationspraxis befreien werden.

Kapitel 1

Der Weg zur Konzentration

Buddhisten sagen, dass alle Formen der Meditation von einem der beiden Ansätze, der Vipassana-„Erkenntnis"-Meditation oder der Samatha-„Reinigungs"-Meditation, abgeleitet sind. Natürlich reicht die Meditation weit vor das Aufkommen des Buddhismus zurück, aber wenn wir uns die zugrunde liegenden Prinzipien von Vipassana und Samatha ansehen, wird deutlich, dass die Hauptprinzipien dieser Meditationen in verschiedenen Formen in alten wie auch in modernen Meditationen zu finden sind.

Zur Wiederholung, Vipassana wird ins Deutsche als *Erkenntnis* übersetzt, während Samatha mit *Reinigung* übersetzt werden kann. Ein gutes Wort, um das Schlüsselprinzip von Vipassana zusammenzufassen, ist *Bewusstsein,* während bei Samatha ein ähnlicher Begriff *Konzentration* sein könnte.

Nach den buddhistischen Sutras lehrte der Buddha abwechselnd Vipassana und Samatha, und bezeichnete beide Formen nicht als Meditationsmodalitäten, sondern erklärte stattdessen, dass sie Qualitäten seien, die sich aus der Praxis der richtigen Meditation ergäben und dass beide Qualitäten für die Befreiung notwendig seien.

Obwohl die meisten Schulen des Buddhismus behaupten, dass sie die wahre Meditation Buddhas lehren, weiß in Wirklichkeit leider niemand, was die ursprüngliche Methode war, da es keine originalen Schriften gibt. Nichtsdestotrotz haben viele moderne Ausdrucksformen des Buddhismus Vipassana und Samatha getrennt und in spezifische Meditationsformen umgewandelt. Die meisten Schulen praktizieren die eine oder andere Methode, wobei die große Mehrheit hauptsächlich auf Samatha, die auf Konzentration basierenden Meditationen, verwendet, die sich leicht in eine religiöse Kultur einfügen lassen, wobei der Fokus ein Sutra, ein Gebet, ein religiöses Bild oder ein Name sein kann.

Im Vergleich zu Samatha, könnte Vipassana als eine weniger intensiv fokussierte Form der Meditation angesehen werden. Bei Samatha versucht man, sich ausschließlich auf den Fokuspunkt zu konzentrieren, während Vipassana etwas flüssiger ist. Zum Beispiel könnten Konzentrationsschulen dazu anleiten, dich auf eine Kerzenflamme oder ein bestimmtes Wort (Mantra) zu fokussieren, das du in deinem Geist wiederholst oder laut aufsagst, um alle anderen Gewahrheiten auszuschließen, während Achtsamkeitsmeditationen dich auf deine Atmung und das Kommen und Gehen der Gedanken konzentrieren lässt, während du dich von ihnen loslöst.

Über den Buddhismus hinaus, fällt von allen weltweit bekannten Meditationen die große Mehrheit in die Kategorie der Konzentration, wobei sie sich weitgehend in ihrem spezifischen Fokus, ihrer Tradition und Kultur unterscheiden.

Was das Prinzip Vipassana/Bewusstsein betrifft, so können wir auf die Achtsamkeitsmeditation blicken, die eine weltliche Ableitung von buddhistischen Praktiken ist. Die grundlegende Achtsamkeitsmeditation konzentriert sich auf bewusstes Atmen. Da der Atem mit seiner eigenen, natürlichen Ebbe und Flut durch den Körper wandert, ist unser Bewusstsein ein wenig weitläufiger, als wenn wir uns beispielsweise auf ein Mantra konzentrieren würden.

Aus der TEM-Perspektive unterscheiden sich die grundlegenden Samatha/Konzentrations- und Vipassana/Bewusstseinsmeditationen nicht so sehr, da beide Formen in ihrer Aufmerksamkeit exklusiv sind. Samatha-Schulen raten zu totaler ausschließlicher Aufmerksamkeit oder Fokussierung, während Vipassana-Schulen im Vergleich dazu etwas weniger exklusiv sind. Aus der TEM-Perspektive besteht die Ähnlichkeit darin, dass beide Ansätze zur ausschließlichen Aufmerksamkeit raten.

Der Grund dafür, dass diese Schulen in ihrem meditativen Fokus exklusiv sind, ist, dass, wenn man sich lange genug auf eine Sache konzentriert, der Geist zur Ruhe kommt und man in ein tieferes Bewusstsein vordringen kann.

Als ich als Teenager Meditation praktizierte, ist mir ein solcher Durchbruch in ein tiefes Bewusstsein gelungen. Es hat lange Zeit viel anhaltende Aufmerksamkeit erfordert, aber es war geschehen. Das einzige Problem lag darin, dass ich nicht in der Lage war, mit dem Konzentrationsansatz wieder an jenen Ort des lebendigen Bewusstseins zurückzukehren.

Natürlich ist es möglich, mit jeder Art von Meditation genau die gleiche Art von erleuchtendem Durchbruch zu haben, aber ehrlich gesagt, sind solche Erfahrungen des Durchbruchs selbst für engagierte Meditierende, die den Konzentrationsansatz verwenden, eher selten. Einige Menschen können ihr ganzes Leben lang fleißig üben und nicht die Erfahrung des Durchbruchs machen, während andere bei der ersten Meditation dieses Erlebnis erfahren und dann nie wieder einen Durchbruch erleben.

Wenn wir einmal einen solchen Durchbruch erlebt haben, neigen wir dazu, uns wieder danach zu sehnen und wenn er nicht kommt, neigen wir vielleicht dazu, frustriert aufzugeben. Natürlich gibt es viele, die vielleicht nicht an einer Erleuchtung, sondern einfach nur an einer Verbesserung der Lebensqualität, Stressreduzierung oder an einer Verbesserung von Perspektiven interessiert sind. Entspannte Konzentration ist in der Tat ein Weg dorthin, aber es gibt noch einen anderen Weg, einen, bei dem es nicht um ausschließliche Konzentration geht. Einen, der sich nahtlos in deinen aktiven Alltag einfügt.

Nochmal, egal ob Samatha oder Vipassana, die traditionellen Meditationen konzentrieren sich im Vergleich zum TEM-Ansatz alle ausschließlich auf das Bewusstsein, was bedeutet, dass sie konzentrationsbasiert sind. Das Verständnis des Konzentrationsprinzips durch direkte Erfahrung wird dir eine Grundlage geben, um den grundlegenden Unterschied zwischen dem TEM-Ansatz und anderen Meditationsansätzen zu verstehen. Um dir diese grundlegende Erfahrung zu vermitteln, entwerfen wir für dich unsere eigene, konzentrationsbasierte Meditation, die du jetzt praktizieren kannst und zwar auf der Grundlage der traditionell verfügbaren Möglichkeiten.

Wenn wir uns alle Arten von Meditation auf der Welt ansehen, stellen wir fest, dass sie fast alle etwas gemeinsam haben und zwar die Konzentration auf etwas Bestimmtes unter Ausschluss von allem anderen. Zazen, die sitzende Meditation im Zen-Buddhismus, konzentriert sich beispielsweise darauf, den Körper während der Meditation aufrecht zu halten. Die Achtsamkeitsmeditation konzentriert sich derweil darauf, bewusst auf den natürlichen Weg des Atems zu achten und ihn während der Meditation beizubehalten. Mantra-basierte Meditationen, transzendentale Meditation, allgemein bekannt als TM, und christliche Meditation zum Beispiel, konzentrieren sich auf die Wiederholung eines spirituellen Wortes, sei es laut ausgesprochen oder nur im Kopf. Unabhängig vom Herkunftsland, der Religion oder der Form der Meditation, konzentrieren sich alle auf etwas, das alles andere ausschließt.

Lass uns nun einige Erfahrungen mit der Konzentrationsmeditation sammeln. Wähle aus der Aufzählung unterhalb den Fokuspunkt aus, den du für deine Meditation verwenden möchtest (wenn du dich bereits gut in konzentrationsbasierter Meditation auskennst, kannst du gerne zum nächsten Abschnitt „Abschließende Gedanken zur Konzentrationsmeditation" springen):

- Eine standhafte, aufrechte Sitzhaltung
- Bewusstes Atmen
- Ein gedanklicher visueller Fokus auf ein religiöses oder heiliges Symbol
- Das Gefühl zwischen deinen geschlossenen Augen
- Wiederholung im Kopf eines einsilbigen Wortes deiner Wahl, wie „Frieden", „Liebe", „Freude" usw.
- Laut ausgesprochene Wiederholung eines Gebets deiner Wahl

Für unsere Praxis werden wir die allgemeinen Richtlinien befolgen, die die meisten Meditationstraditionen empfehlen.

Zeit

Stelle dir einen Timer für 15 Minuten, damit du während der Meditation nicht an Zeit denken musst.

Ort

Wähle einen warmen, ruhigen und komfortablen Ort, an dem du nicht gestört wirst.

Position

Setze dich bequem dorthin, wo du meditieren möchtest, mit einer leicht aufrechten, aber nicht zu steifen Wirbelsäule.

Augen

Schließe deine Augen oder öffne sie ganz leicht, aber wenn sie offen sind, erlaube ihnen nicht, sich auf etwas in deinem Sichtfeld zu konzentrieren.

Übung

Das Ziel deiner Meditationspraxis sollte hier sein, das Bewusstsein auf den gewählten Fokuspunkt zu konzentrieren und gleichzeitig so entspannt wie möglich zu sein. Wenn du merkst, dass dein Verstand wandert und das wird er wahrscheinlich von Zeit zu Zeit tun, dann kehre einfach ohne Bedenken zu deinem Fokuspunkt zurück.

Mache dir nicht zu viele Gedanken darüber, ob du es richtig oder falsch machst, denn diese Sorge wird dich davon abhalten, dich ausreichend zu entspannen, um in einen meditativen Zustand zu gelangen. Halte dich einfach an den von dir gewählten Fokuspunkt und denke nicht zu viel über den Prozess nach, wofür Erwachsene sehr anfällig sind.

Abschließende Gedanken zur Konzentrationsmeditation

Es gibt einen Grund dafür, dass Konzentrationsmeditation in fast jeder Kultur und spirituellen Praxis auf der ganzen Welt zu finden ist. Kurz gesagt, Konzentrationsmeditation funktioniert, wenn wir hartnäckig sind und dranbleiben.

Idealerweise hast du deine erste Meditation genossen. Wenn du so bist wie ich, als ich anfing zu meditieren, wirst du vielleicht feststellen, dass du mehr als eine Viertelstunde meditieren willst. Wenn du die Zeit hast und die Konzentrationsmeditation genießt, ist es sehr empfehlenswert, dir die Zeit zu nehmen.

Eine der Herausforderungen bei konzentrationsbasierten Meditationen ist, wie leicht man sich langweilen oder ablenken kann, wenn das Gehirn von der Anstrengung, die zur Konzentration erforderlich ist, ermüdet. Menschen, die an ADHS leiden, empfinden Konzentrationsmeditationen als äußerst schwierig, da ihre Aufmerksamkeit fast ständig umherspringt. Die gleiche Schwierigkeit haben Kinder, die verständlicherweise beginnen, Meditation nicht mehr zu mögen, wenn sie gezwungen werden, eine konzentrationsbasierte Methode anzuwenden. Wenn du konzentrationsbasierte Meditationen vertiefen möchtest, habe ich im Abschnitt „Zum Nachschlagen" detaillierte Anleitungen für die Durchführung von sitzenden Zen-, Mantra- und Achtsamkeitsmeditationen bereitgestellt. Ich kann dir die Erforschung sehr empfehlen.

Kapitel 2

Jenseits der Konzentration

Da wir nicht für religiöse oder spirituelle Erweckungszwecke meditieren, besteht auch kein Grund, sich in der Terminologie, den religiösen Zielen und den Formen der traditionellen Meditation zu verfangen. Ich habe schon vorher auf diese Dinge hingewiesen, um dem Leser zu helfen, die Ursprünge der Meditation zu verstehen und über die Terminologie hinaus zu sehen, damit wir zu den befreienden Grundsätzen der Meditation gelangen können. Um diesen Traditionen eine faire Chance zu geben, werde ich hier noch ein wenig mehr erklären, bevor ich zu den Prinzipien übergehe, die dich von den Formen befreien werden.

Dank des religiösen Wettstreits und der Neigung der Menschen, sich an Namen und Traditionen festzuklammern, sieht es vielleicht so aus, als ob Samatha (Konzentration) und Vipassana (Bewusstsein) völlig getrennte Praktiken sind, aber es gibt eine Überlappung dieser beiden Prinzipien, auch wenn diese Überlappung von den Lehrern nur selten angegeben wird.

Es ist klug, festzustellen, dass Konzentration und Bewusstsein nicht völlig voneinander getrennt sind. Wenn du dich beispielsweise lange genug in der Konzentration entspannst, kann plötzlich ein tiefes Bewusstsein entstehen. Entspannung, Bewusstsein und Erkenntnis können durch jede meditative Praxis entstehen, aber und das ist wichtig, nicht alle meditativen Praktiken sind in dieser Hinsicht gleich konsequent.

Je nach Individuum und Lebenssituation erfordern manche Meditationsformen viel mehr Aufwand, um die gewünschte Wirkung zu erzielen und natürlich haben alle strukturierten Meditationen je nach Form ihre Grenzen. Zu diesen Grenzen gehören Anforderungen an bestimmte Sitzpositionen, bestimmte Körperhaltungen, Handgesten, Zungenpositionen, das Schließen der Augen, eine bestimmte Atmung, Wiederholung von Wörtern (im Kopf oder laut) usw.

Es ist wohl offensichtlich, dass nicht empfohlen wird, in der Einkaufsschlange zu stehen und ein Mantra vor sich herzusagen. Die Wiederholung eines Mantras in der Öffentlichkeit ist eine unsoziale Aktivität, die andere Menschen dazu bringen wird, sich von dir zu distanzieren, und das zu Recht. Jeder, auch nur mit geringem Bewusstsein, schaut auf irgendeiner Ebene nach Gefahr und wenn man nicht einmal normal in einer Supermarktschlange stehen kann, dann ist das für andere Leute eine rote Flagge. Wir sagen also in der Öffentlichkeit besser kein Mantra auf. Das fördert jedoch unseren Glauben, dass wir Mantras als Meditationsform nur an bestimmten Orten anwenden und somit nicht überall meditieren können.

Ebenso sind wir begrenzt, wenn wir glauben, dass wir uns hinsetzen und die Augen schließen müssen, um ruhige Klarheit zu finden. Für die meisten Menschen gibt es jedoch keinen Grund für eine solche Einschränkung, außer der Tatsache, dass wir glauben, dass die Meditation auf eine bestimmte Art und Weise durchgeführt werden muss.

Solange wir solche Überzeugungen haben, ist unsere Entwicklung als Individuum sehr begrenzt. Um unser Potenzial als menschliche Wesen auszukosten, ist es notwendig, Überzeugungen, Annahmen, Lehrer und Traditionen zu hinterfragen. Ich schlage nicht vor, dass wir uns mit unseren Lehrern streiten oder unhöflich sein sollten, aber es ist klug, unsere eigenen Erfahrungen zu hinterfragen und zu untersuchen, um zu sehen, wo unsere derzeitigen Grenzen und Einschränkungen liegen. Wenn wir nach und nach Fragen und Untersuchungen anstellen, können wir feststellen, wie frühere Einschränkungen allmählich dahinschmelzen.

Warum glauben wir, dass wir beim Gehen, Reden und Arbeiten nicht ruhig und klar sein können? Vielleicht sind diese Umstände nicht wirklich limitierende Faktoren, so wie wir es von ihnen glauben. Es gibt nur einen Weg, dies herauszufinden: Diese Annahmen immer und immer wieder zu hinterfragen. Mit kontinuierlicher Erforschung und Praxis wirst du sicher feststellen, dass du all diese Dinge von einem Ort des Bewusstseins aus problemlos tun kannst.

Das Erstaunliche an der Meditation ist, dass die Menschen selbst mit all den Einschränkungen, die wir der Praxis gegeben haben, immer noch einen enormen Nutzen daraus ziehen. Stell dir vor, wie viel kraftvoller die Meditation sein könnte, wenn wir uns von den Strängen der Konzentration und Form lösen und stattdessen die befreienden Prinzipien annehmen.

Ich kritisiere hier nicht die Tradition, denn ich habe einen großen Teil meines Lebens mit der Ausbildung in den traditionellen Kampf- und Heilkünsten verbracht, wo, genau wie im traditionellen Meditationstraining, von den Schülern erwartet wird, den wahren Prozess für sich selbst zu entdecken. Grundsätzlich stimme ich dem Ansatz der Selbstfindung zu, aber ich bin auch der Meinung, dass die Ausbilder ihre Schüler darüber informieren sollten, dass sie selbst dafür verantwortlich sind, den Weg zu erforschen und ihr Verständnis zu verfeinern. Obwohl mein Lehrer jedem Schüler auf die Notwendigkeit der persönlichen Erkundung klar hingewiesen hat, sagen viele Lehrer ihren Schülern nicht, was von ihnen erwartet wird.

In der Zeit der Samurai war es allgemein bekannt, dass die Schüler ihren Weg durch den Lehrplan finden mussten, ohne sich auf den Lehrer zu verlassen. Damals wurde der Weg zur Meisterschaft als Shuhari beschrieben. Das Wort *Shuhari* besteht aus drei verschiedenen chinesischen Zeichen, 守破離, die die Reihenfolge beschreiben, in der der Weg zur Meisterschaft beschritten werden sollte.

Shu（守）übersetzt ins Englische mit „protect" (schützen) oder „obey" (befolgen). Auf der Shu-Stufe sollen die Schüler den Richtlinien und Techniken des Lehrplans folgen, um ein grundlegendes Erfahrungsverständnis zu erlangen. Wir könnten uns Shu als die Stützräder-Phase vorstellen.

Ha（破）übersetzt ins Englische als „detach" (loslösen) oder „digress" (abweichen). Die Ha-Stufe des Lernens erfordert ein Hinterfragen des Lehrplans, indem über die etablierten Techniken hinausgegangen wird. In der Ha-Phase werden die Stützräder entfernt.

Ri (離), was im Englischen mit „leave" (verlassen) oder „separate" (getrennt) übersetzt wird, bedeutet, sich einer völlig bewussten und doch natürlichen Art des Seins hinzugeben und frei von Techniken zu sein. Sehr, sehr wenige Personen schaffen es jemals in die Ri-Phase zu kommen. Wir könnten Ri als Meisterschaft bezeichnen.

Ri ist ein Stadium, das von Anfängern nicht verwirklicht werden kann, denn wenn Anfänger sich einer natürlichen Art des Seins hingeben, entsteht nicht ein Bewusstsein, sondern eine Gewohnheit, welche eine Anhäufung unbewusster,

22

weniger funktionaler Muster im Laufe eines Lebens ist. Damit ein wahrhaftiges Ri entstehen kann, muss ein tiefes Bewusstsein aufrechterhalten werden, sodass dysfunktionale, unbewusste Muster bewusst und durch das Ha-Stadium transformiert werden, sodass das Individuum dann unbewusst funktionsfähig wird - Ri. Was in der Ri-Phase entsteht, ist nicht mehr nur eine Wiederkehr von Gewohnheiten und Techniken, sondern etwas Neues und Inspirierendes – etwas Vollständiges.

Viele, wenn nicht sogar die meisten modernen Meditationslehrer befinden sich tatsächlich noch auf einer gewissen Stufe des Shu-Stadiums und da sie immer noch an die Form gebunden sind, sehen sie nicht den Ausblick, der außerhalb des Lehrplans liegt. Sie sehen nicht, dass sie durch die Techniken und den Unterricht, die ihnen ursprünglich geholfen haben, aber sie jetzt belasten, tatsächlich gefangen sind.

Diese Kritik richtet sich nicht nur an alte Traditionen, denn der Mensch kann sich, unabhängig von der Epoche, mit Formen und Theorien anfreunden und ihnen verfallen. In der wissenschaftlichen und akademischen Welt ist es nicht ungewöhnlich, einen Außenseiter, der eine gut etablierte Theorie in Frage stellt, zu ächten. Ludwig Boltzmann zum Beispiel entwickelte Formeln, die die Eigenschaften der Atome als Grundlage der physikalischen Natur der Materie erklärten. Seine Theorie widerlegte die damals akzeptierten Theorien. Boltzmann wurde von den zuständigen Behörden entlassen und beging schließlich, nach jahrelangem Kampf um die Anerkennung seiner Theorie, Selbstmord. Drei Jahre nach Boltzmanns Selbstmord bewies Ernest Rutherford, dass der Physiker im Recht war, indem er den Kern eines Atoms entdeckte.

Ein gewisses Maß an Skepsis ist wichtig, aber das gilt auch für Nachforschung. Es ist unklug, die Forschung abzutun und sie zu entmutigen, aber es liegt in der menschlichen Natur, dies zu tun und die Intelligenz war nie eine verlässliche Absicherung gegen die Verlockung von zuvor akzeptiertem Wissen, wie einige der rationalsten Individuen auf dem Planeten, Wissenschaftler, immer wieder gezeigt haben.

Befreie dich von Vorurteilen, indem du neugierig bist und Erkundungen anstellst. Du wirst feststellen, dass es sich kraftvoll anfühlt und Spaß macht, Meditation nicht nur als Disziplin anzusehen, sondern auch als eine Art Erforschung. Tatsächlich würde ich behaupten, dass jede Meditation, die du nicht erforschst, überhaupt keine wirkliche Meditation ist, weil du nicht voll beschäftigt bist, nicht voll aufpasst, nicht in jedem Moment neu ankommst, was bedeutet, dass du dich in einem Beta-Wellen-Zustand befindest.

Um dich zur Erforschung zu ermutigen, schlage ich vor, dass du, sobald du die Grundlagen der TEM beherrschst, immer wieder erkundest und testest, um zu sehen, wie du deine Grenzen ausweiten kannst. Wenn du bereits eine etablierte Meditationspraxis hast, empfehle ich dir, diese Praxis noch einmal zu erforschen, so als würdest du sie zum allerersten Mal anwenden.

Viele Lehrer lehnen es ab, mit der Tradition zu brechen, um Erforschungen anzustellen. Mach dir keine Sorgen, denn es gibt keinen Grund, mit deinem Lehrer zu streiten oder gegen eine Tradition zu kämpfen. Erforsche einfach selbst und bewege dich in einer lebensbereichernden Weise vorwärts, denn das ist der beste Weg, um dein Leben und die Welt positiv zu verändern. Hab Spaß bei der Meditation.

Was Shuhari betrifft, so vermute ich, dass die meisten Traditionen das Konzept tatsächlich lehren, möglicherweise unter Verwendung einer anderen Terminologie. Das Problem ist, dass nur wenige Praktiker alle drei Phasen durchlaufen, aufgrund des Tempos der modernen Welt und des Versagens von Traditionen, ihre Lehrmodalitäten anzupassen. Wir haben einfach nicht mehr die Zeit dazu, sodass der Weg des Shuhari, auch wenn er als Konzept vorgegeben ist, in der Regel nicht gelebt wird.

Wenn die Hauptaufgabe der Samurai darin bestand, sich selbst zu trainieren, hatten sie täglich fast den ganzen Tag Zeit, Erkundungen und Entdeckungen anzustellen. Das Gleiche könnte man von Mönchen sagen. Unter diesen idealen Umständen ist es vielleicht nicht notwendig, die Schüler auf Prinzipien hinzuweisen. Aber im modernen Leben haben die Menschen nicht mehr so viel Zeit, sich der Ausbildung, dem Erforschen und Entdecken zu widmen und deshalb sind die Grundsätze weitgehend übersehen und vergessen worden, sodass wir an Form und Tradition festhalten.

Unabhängig von der Lehrmethode müssen wir jedoch alle unsere Praxis mit einer Form beginnen und das gilt auch für die TEM. Der Unterschied besteht darin, dass du mit der TEM die Prinzipien im Anfängerstadium lernst, sodass die Form für dich in der Praxis äußerst flexibel wird, was dich schnell in die Ha-Phase der Erforschung bringt, und diese dich wiederum schnell in das Stadium der inspirierten Freiheit, Ri, bringen kann.

Kapitel 3

Übergang zu Alpha

Die erste wissenschaftlich messbare Veränderung, die beim Meditieren passiert, findet in den Gehirnwellen statt. Sie gehen von einem zielorientierten, aufgeregten Zustand, der mit der Beta-Welle einhergeht, in den Alpha-Zustand über, der auf einen ruhenden, entspannten Zustand hinweist. Im Allgemeinen dauert es weniger als eine Minute, bis das Gehirn beim Meditieren von der Beta-Welle zur Alpha-Welle wechselt.

Je länger wir engagiert meditieren, desto tiefer sind die Alpha-Wellen, die dann in Theta-, Delta- und möglicherweise sogar Gamma-Wellen übergehen können, welche noch tiefere Bewusstseinsmöglichkeiten und gesundheitliche Vorteile mit sich bringen.

Wie sich herausstellt, kann jede Form der Meditation deine Gehirnwelle zu Alpha verschieben. Wenn du nur eine Minute lang dasitzt und deinen Atem beobachtest, wirst du wahrscheinlich in die Alpha-Welle eintreten. Die gleiche Verschiebung wird wahrscheinlich auch eintreten, wenn du eine Minute lang betest oder Mantras aufsagst. Mit dem Wissen, dass uns jede Meditation in einen Alpha-Zustand bringen kann, können wir dieses Verständnis kombinieren, um eine einfache Methode zu finden, mit der wir unsere Gehirne auch bei täglicher Aktivität effizient auf Alpha-Wellen umstellen können.

Eine solche Methode ist die vagale Atmung. Die vagale Atmung ist ein sehr einfacher Prozess, der für die meisten Menschen bei richtiger Ausführung nicht mehr als zwei Atemzüge erfordert, um zur Alpha-Welle überzugehen. Da einige Leser mehr Angst und Stress mit sich herumtragen als andere und daher einige Versuche erforderlich sind, um sich mit dem Prozess vertraut zu machen, sollten wir mit mindestens sechs vagalen Atemzügen beginnen, damit jeder zu Alpha wechseln kann.

Obwohl wir uns nicht auf Atemmethoden verlassen werden, sobald wir mit der Krieger-Meditation vertraut sind, wird dir die vagale Atmung eine Vorstellung davon vermitteln, wie einfach es ist, von der Beta-Welle zu Alpha überzugehen. Sobald du erkennst, wann die Verschiebung stattfindet, können wir weitere anwendbare Ansätze erforschen, die sich nahtlos in dein tägliches Leben einfügen lassen.

Bevor wir näher auf die vagale Atmung eingehen, musst du Folgendes über den Nervus Vagus wissen: Der Name des Nervus Vagus wurde von dem Begriff *Vagabund* inspiriert, was so viel wie „Wanderer" bedeutet. Der Name kommt daher, weil der Nervus Vagus der längste der Hirnnerven ist und über Sinnesfasern verfügt, die deinen Hirnstamm mit deinen viszeralen Organen verbinden. Der Nervus Vagus kontrolliert das parasympathische Nervensystem und wirkt den Symptomen eines überaktiven Nervensystems entgegen, nämlich Stress, Angst und anderen Reaktionen der Nebennieren, die bei einem Kampf-, Flucht-, oder Starremoment auftreten, einschließlich einiger Formen von Depressionen.

Der Nervus Vagus steuert eine Vielzahl von Lebensfunktionen, indem er motorische und sensorische Impulse an die Organe weiterleitet. Bis vor kurzem sah die medizinische Wissenschaft keine Verbindung zwischen dem Immunsystem und dem Nervensystem, da die Immunzellen frei im Körper schweben, während die Nervenzellen fest an ihrem Ort sind. Aufgrund dieser scheinbaren Trennung zwischen Nervensystem und Immunfunktion ging die wissenschaftliche und medizinische Gemeinschaft davon aus, dass das Nervensystem keine Rolle bei der Immunfunktion spielt. Eine wachsende Zahl von Forschungsarbeiten von Kevin Tracey, Neurochirurg und Präsident des Feinstein-Institut für medizinische Forschung in Manhasset, N.Y., weist jedoch darauf hin, dass die Stimulation des Nervus Vagus ein wirksames Mittel zur Behandlung chronischer Entzündungen und sogenannter unheilbarer Krankheiten sein könnte (Pavlov und Tracey).

Tracey führte Experimente mit Ratten durch, um festzustellen, ob eine elektrische Stimulation des Nervus Vagus eine Linderung von Entzündungen hervorrufen würde. Er betäubte eine Ratte, machte einen kleinen Schnitt in ihren

Hals und gab mehrere einsekündige elektrische Impulse auf den freiliegenden Nervus Vagus der Ratte ab. Nachdem er den Schnitt wieder genäht hatte, verabreichte er ein bakterielles Protein, das eigentlich eine Entzündung bei Säugetieren hervorruft.

Nach einer Stunde hätte eine wilde Entzündung entstehen müssen, aber stattdessen wurde die Entzündung zu 75 Prozent blockiert. Tracey entdeckte, dass alle Informationssignale zwischen dem Gehirn und dem Rest des Körpers, einschließlich der Entzündung, als elektrische Signale kommen und gehen.

Wie hängt diese Entdeckung des Nervus Vagus also mit dem Atem zusammen? Tracey verwendete Strom, um den Nerv zu stimulieren, aber wir können den Atem dafür benutzen. Wim Hof hat gezeigt, dass Menschen, die seine Atemmethode anwandten, gegen die Verabreichung von toxischen Proteinen im Blut, immun sind (Kox et al.).

Vorläufige Studien von Hofs Methode am Radboud University Medical Center in den Niederlanden zeigen, dass diese Techniken vorübergehend eine Immunantwort unterdrücken können. Die gleichen Effekte wurden bei anderen, ähnlichen Atmungsmethoden gefunden.

Peter Pikkers und sein Doktorand Matthis Kox testeten Blutproben von Hof und seinen Schülern, die mit der Methode vertraut waren, auf Zeichen von Entzündungen bevor sie die Atemübungen ausführten und meditierten, und nach einem 80-minütigen Ganzkörper-Eisbad. Die Ergebnisse zeigten stark verminderte Werte von Proteinen, die mit der Antwort des Immunsystems in Verbindung stehen.

Pikkers und Kox testeten in einem weiteren Experiment Hofs natürliche Antwort des Immunsystems. Das angeborene Immunsystem unterscheidet die körpereigenen Zellen von den eindringenden Zellen und eliminiert die Eindringlinge.

Sie injizierten ein Endotoxin, das die Antwort des Immunsystems stimulieren sollte. Die meisten Probanden verspüren Fieber, Kopfschmerzen und Schüttelfrost nachdem das Gift injiziert wurde, sowie erhöhte Werte von Signalproteinen, die als Zytokine bezeichnet werden. Hof litt unter keinem der negativen Symptome und hatte nur halb so viele Zytokine wie die anderen Kontrollpersonen. Seine Schüler, die später den gleichen Test durchführten, hatten eine ähnliche Reaktion wie Hof.

Ich glaube, die Verbindung ist der Nervus Vagus, der durch bestimmte Arten der Atmung stimuliert wird. Obwohl noch viel mehr Forschung notwendig ist, um zu bestätigen, warum diese Atemmethoden die unglaublich vorteilhaften

Immunreaktionen hervorrufen, wächst die Forschung über den Nervus Vagus und dessen Auswirkungen auf die Gesundheit.

Wie Kevin Tracey zeigte, kann der Nervus Vagus, der mit jedem Organ außer den Nebennieren verbunden ist, Entzündungen verhindern. Wenn der Nervus Vagus ein Entzündungssignal erhält, benachrichtigt er das Gehirn. Das Ergebnis ist die Freisetzung von entzündungshemmenden Neurotransmittern, die die Antwort des Immunsystems regulieren. Vagale Atmung und ähnliche Methoden helfen dem Immunsystem, angemessen auf Krankheitserreger zu reagieren.

Der Nervus Vagus kommuniziert auch zwischen deinem Darm und deinem Gehirn durch elektrische Impulse, um dein „Bauchgefühl" oder deine Intuition zu klären. Wenn die Kommunikation klar ist, wird unser Bauchgefühl viel genauer sein, als wenn unser Nervensystem über- oder unterreagiert.

Eine an der Universität von Virginia durchgeführte Studie hat gezeigt, dass die Stimulation des Nervus Vagus das Gedächtnis stärkt (Hassert et al.). Die Stimulation löste die Freisetzung von Noradrenalin in die Amygdala aus, was Erinnerungen festigt. Der Effekt wirkt sowohl bei Ratten als auch beim Menschen und lässt vermuten, dass der Nervus Vagus neue Behandlungsmöglichkeiten für Krankheiten wie Alzheimer bieten könnte.

So wie der Nervus Vagus eng mit allen Organen verbunden ist und deren Funktion reguliert, so reguliert er auch die Herzfrequenz durch elektrische Impulse an das Muskelgewebe im rechten Vorhof. Das Ergebnis ist eine Freisetzung von Acetylcholin, das den Puls verlangsamt. Wie tibetische Mönche wiederholt gezeigt haben, können sie durch ihre Atmung den Herzschlag verlangsamen und du kannst das auch.

Der Nervus Vagus leitet die Entspannungsreaktion des Körpers ein. Die meisten von uns haben ein überstimuliertes Nervensystem, was zu einer nahezu konstanten Freisetzung der Stresshormone Cortisol und Adrenalin in den Blutkreislauf führt. Richtiges Atmen kann den Nervus Vagus dazu anregen, deinem Körper durch die Freisetzung von Acetylcholin, Prolaktin, Vasopressin und Oxytocin zu sagen, dass er sich entspannen soll.

Die regelmäßige Stimulation des Nervus Vagus kann nachweislich die Symptome von rheumatoider Arthritis, hämorrhagischem Schock und anderen schweren Entzündungskrankheiten, die bisher als unheilbar galten, drastisch reduzieren und/oder stoppen.

Wir stehen an der Schwelle zu neuen Behandlungsmethoden, die die Eigenschaften des Nervus Vagus nutzen. Aber für tibetische Mönche sind diese neuen Erkenntnisse wahrscheinlich nichts Überraschendes, da sie die Atmung zur

Stimulation des Nervus Vagus als Mittel zur Behandlung von Entzündungen schon seit Tausenden von Jahren nutzen.

Hier wird beschrieben, wie die vagale Atmung durchgeführt wird:

Ziel

Das Ziel dieser Übung ist, nicht nur von der Beta-Welle zu Alpha überzugehen, sondern auch zu merken, wann diese Verschiebung stattfindet.

Vorbereitung

Bevor wir mit der vagalen Atemübung beginnen, solltest du deinen Geisteszustand und dein Körpergefühl wahrnehmen. Es ist nicht nötig, vor der Übung zu versuchen, das Gefühl im Körper zu verändern, denn der ganze Sinn der Übung besteht darin, eine Veränderung während der Übung zu bemerken.

Hier sind einige Fragen, die du dir stellen solltest (es könnte hilfreich sein, auf einer Skala von 1 bis 10 zu bewerten, wobei 10 die höchste Punktzahl ist):

- Wie angespannt bist du?
- Wie viel Angst empfindest du?
- Wie schwer fühlst du dich?
- Wie ruhig fühlst du dich?

Zeit

Stelle deinen Timer auf fünfzehn Minuten ein, um ein gutes Verständnis für die Erfahrung der vagalen Atmung zu bekommen.

Position

Hinweis: Die hier gelehrte vagale Atemmethode ist eine Form des Valsalva-Manövers (Atemdrucktechnik). Die Methode erzeugt einen intra-abdominalen Druck, der leicht zu einem Blutdruckabfall führen kann, der einen Ohnmachtsanfall verursachen kann. Die primäre Gefahr ist ein Sturz, aber Personen mit Herzproblemen, Personen mit Schlaganfallrisiko oder Personen mit intraokularen Linsenimplantaten oder Retinopathie wie Glaukom sollten vor der Durchführung eines Valsalva-Manövers einen Arzt konsultieren.

Eine intensive, vagale Stimulation kann einen schnellen Blutdruckabfall verursachen, der zu einem möglichen Ohnmachtsanfall führen kann. Abgesehen von der Gefahr, dass du hinfallen könntest, gibt es keine weiteren negativen Nebenwirkungen der vagalen Stimulation. Daher empfehle ich dir, dich für diese Übung hinzusetzen, ohne Rückenlehne.

Augen

Die Augen sind anfangs geschlossen, bis du ein gutes Gefühl für den Prozess bekommst, danach kannst du sie öffnen, wenn du willst.

Atemmethode

Atme tief ein und halte den Atem an, während du mit dem Atem eine angenehme Dehnung in deinen Lungen erzielst. Indem du die Position deines Bauches, deiner Wirbelsäule, deiner Schultern und deines Nackens veränderst, wirst du feststellen, dass du den Druck der Luft in den Lungen bewegen kannst.

Spiele mit dem Druck in der Lunge, indem du die Lunge ausdehnst, um herauszufinden, in welcher Richtung sich der Druck in diesem Moment am besten für dich anfühlt. Wenn es sich gut anfühlt, dich auf diese Weise einige Sekunden lang zu dehnen und dann in eine andere Position überzugehen und dann wieder in eine andere, dann ist das in Ordnung.

Denke nicht zu viel über diesen Prozess nach, denn bei jeder Meditation ist das Gefühl der Schlüssel zu einer kraftvollen Erfahrung. Hier ist ein Link zu einem von mir gedrehten Video, das die vagale Atmung demonstriert: https://richardlhaight.com/vagal

Dehne die Lungen mit dem Druck deiner Atemzüge so lange, wie es sich gut anfühlt und atme dann auf eine Art und Weise aus, die sich gut anfühlt. Atme aus, mache eine Pause und entspanne dich so lange, wie es sich gut anfühlt, bevor du mehrere, entspannte Atemzüge zur Erholung einlegst. Atme noch einmal tief durch, sobald du dich dazu bereit fühlst. Wiederhole diesen Atmungsvorgang fünf Minuten lang.

Der Schlüssel bei der vagalen Atmung ist nicht, zu starrsinnig zu sein, sondern in jeder Phase des Prozesses darauf zu achten, was sich gut anfühlt. Wenn die vagale Atmung richtig durchgeführt wird, sprich wenn man darauf achtet, was sich wirklich gut anfühlt, wird das Gehirn beim ersten Atemzug von der Beta- zur Alpha-Welle wechseln. Nach einer fünfzehnminütigen Übung sollte die vagale Atmung die Spannung aus deinem Körper spürbar verbannen und ein warmes, klares und ruhiges Gefühl erzeugen.

Umgang mit Ablenkungen

Wenn der Geist umherwandert, was höchst unwahrscheinlich ist, wenn du die Atemübung genießt, dann bringe dein Bewusstsein einfach ohne Bedenken zum Atmen zurück.

Bewertung

Mit der vagalen Atmung ist es für die meisten Menschen sehr einfach, den Wechsel von Beta- zu Alpha-Wellen zu vollziehen. Obwohl die vagale Atmung eine einfache Methode ist, ist sie ein kraftvoller erster Schritt im meditativen Prozess.

Hast du bemerkt, wann der Übergang von Beta- zu Alpha-Wellen erfolgt ist? Wenn nicht, gehe zurück in die Beta-Welle, sodass du die vagale Atmung erneut erleben kannst, um festzustellen, wann die Verschiebung stattfindet. Es gibt mehrere einfache Wege, um wieder in den Beta-Zustand zu gelangen. Die Hyperfokussierung des Geistes zur Lösung eines Problems, negatives Denken und Lügen sind sichere Wege, um eine hohe Beta-Welle anzuregen. Eine weitere einfache Möglichkeit für Anfänger, wieder in die Beta zu kommen, ist, den Körper kräftig zu bewegen, zum Beispiel mit den Füßen zu stampfen und mit den Armen zu fuchteln.

Wenn du wieder in der Beta-Phase bist, führe die vagale Atemübung erneut durch, um die Verschiebung zu Alpha zu bemerken. Für die meisten Menschen wird die Verschiebung zu Alpha innerhalb des ersten, erfüllenden Atems stattfinden.

Sobald du dich in der Alpha-Welle befindest, nimm die Bewertung erneut vor, wobei jede Frage von 1 bis 10 skaliert wird.

- Wie angespannt bist du?
- Wie viel Angst empfindest du?

- Wie schwer fühlst du dich?
- Wie ruhig fühlst du dich?

Wenn du nach sechs vagalen Atemzügen keine klare Gefühlsänderung festgestellt hast, dann bedeutet das, dass du durch etwas blockiert wirst, das wahrscheinlich mit deinem Lebensmuster zusammenhängt. Was auch immer das Problem ist, es wirkt sich sicherlich auf deine Gesundheit in tiefgreifender Weise negativ aus. Aller Wahrscheinlichkeit nach erholt sich dein Körper nicht effizient, wenn du dich ausruhen oder schlafen willst. In diesem Fall kannst du selbst in Zeiten der Inaktivität in der Beta-Version feststecken, was kurz- und langfristig enorme negative Auswirkungen auf dein körperliches, geistiges und emotionales Wohlbefinden haben kann.

Die Korrektur der Blockade ist von größter Bedeutung, denn durch die Korrektur wird sich wahrscheinlich alles in deinem Leben verbessern. Wenn du zu den seltenen Personen gehörst, die den Wechsel zu Alpha durch vagale Atmung nicht schaffen konnten, mach dir bitte keine Sorgen, denn wir werden später im Buch mögliche Blockierungsprobleme erörtern, um dir bei der Suche nach einer wirkungsvollen, holistischen Lösung zu helfen.

Schlussbemerkungen zum Übergang zu Alpha

Die vagale Atmung ist ein schneller, fast erfolgssicherer Weg, um von der Beta- zur Alpha-Welle zu wechseln. Aus der TEM-Perspektive kann diese Atemmethode oder jede andere Atemmethode, uns jedoch von einem gewissen Grad an voller Beteiligung am aktiven, täglichen Leben abhalten, weil es schwierig ist, bei der vagalen Atmung, zum Beispiel mit jemandem zu sprechen, sodass wir diese Technik nur selektiv in bestimmten Momenten anwenden können. Die vagale Atmung kann zum Beispiel eine großartige Übung sein, wenn du morgens aufstehst, wenn du auf der Toilette bist oder zu einem anderen Zeitpunkt, an dem du körperlich oder geistig inaktiv bist. Die vagale Atmung ist auch eine gute Übung, wenn du nervös wirst oder dich über etwas aufregst, denn sie beruhigt dein Nervensystem und damit deinen Geist wahrscheinlich schon nach wenigen Atemzügen erheblich.

Hinweis: Ich empfehle die vagale Atmung nicht im Stehen oder bei der Bedienung eines Kraftfahrzeugs auszuführen, da man in Ohnmacht fallen kann, wenn der Blutdruck beim Ausatmen sinkt.

Kapitel 4

Differenzierung der Alpha-Zustände

Aus unseren Untersuchungen im vorigen Kapitel wissen wir, dass wir bewusst den Wechsel vom stressigen Beta-Wellen-Zustand zum Alpha-Zustand vollziehen können. Mit unserer neu gewonnenen Fähigkeit können wir den Prozess verfeinern, indem wir ein besseres Gefühl dafür bekommen, was im Gehirn passiert, wann die Verschiebung von Beta- zu Alpha-Wellen stattfindet und was diese Verschiebung stimuliert. Dieses Bewusstsein wird uns mehr Flexibilität in unseren Meditationen ermöglichen.

1969 beobachtete Herbert Krugman die Hirnwellen von Menschen während des Fernsehens und stellte fest, dass es weniger als eine Minute Fernsehen braucht, bis die Hirnwellen einer Person von Beta- auf hauptsächlich Alpha-Wellen umschalteten. Als die Menschen aufhörten, fernzusehen und stattdessen zu lesen begannen, schalteten ihre Hirnwellen vor allem auf Beta-Wellen zurück. Krugman war daran interessiert, das Gehirn zu erforschen, um die Wirkung der Werbung zu maximieren. Krugmans Forschung wird immer noch weitgehend als Information für die Werbeindustrie genutzt (Krugman und Hartley).

Die Sache, die man über Alpha wissen muss, ist, dass es nicht immer ein Zeichen für Bewusstsein ist. Ja, Alpha ist im Allgemeinen die Gehirnwelle, die mit Meditation assoziiert wird, aber es ist auch die Gehirnwelle, die mit Tagträumen oder dem Fernsehen einhergeht. Hoffentlich verstehen wir, dass die Zeit, die wir vor dem Fernseher verbringen, nicht die gleiche, transformierende Zeit ist, die wir mit dem Meditieren verbringen.

Jetzt, da wir wissen, dass Meditation und Fernsehen ähnliche Hirnwellenmuster stimulieren, ist es wichtig, dass wir den Unterschied zwischen der Erfahrung der Meditation und der des Fernsehens erforschen, um zu verstehen, wie sich Meditieren anders auf uns auswirkt als Fernsehen.

Wie Krugmans Experiment zeigte, dauert es weniger als eine Minute, bis die Hirnwellen einer Person von Beta zu Alpha wechseln, wenn sie sich zum Fernsehen hinsetzt, also werden wir diese Tatsache berücksichtigen und unser Experiment fünf Minuten lang durchführen, um die Chancen zu erhöhen, dass du während der Übung erfolgreich von Beta zu Alpha und wieder zurück wechseln kannst.

Der Zweck des Experiments wird darin bestehen, einen bewussten, meditativen Alpha-Zustand von einem unbewussten, fernsehenden Alpha-Zustand zu unterscheiden, denn beide Zustände sind erfahrungsgemäß sehr unterschiedlich.

Experiment: Unbewusstes Alpha

Für dieses Experiment verwende ich die Begriffe *bewusst* und *unbewusst,* um zwei verschiedene Alpha-Zustände zu unterscheiden. Mit *bewusst* meine ich nicht nur deinen täglichen, wachen Verstand und mit *unbewusst* meine ich nicht den Schlaf oder komaähnliche Zustände. Stattdessen benutze ich den Begriff *bewusst,* um eine höchst bewusste Wahrnehmung zu bezeichnen und *unbewusst,* um einen wachen, aber unaufmerksamen, dumpfen, gewohnheitsmäßigen Geisteszustand anzugeben.

Dieses Experiment konzentriert sich darauf, den Unterschied zwischen den Alpha-Wellen-Zuständen beim Fernsehen und dem durch Meditation erreichten Alpha-Wellen-Zustand zu ermitteln. Das bewusste Alpha der Meditation ist mit dem, was durch die vagale Atmung erreicht wird, kompatibel. Da wir die vagale Atmung bereits kennengelernt haben, werden wir sie als unser Mittel benutzen, um während dieser Übung zum bewussten Alpha zu wechseln.

Um ein erfolgreiches Experiment zu erzielen, müssen wir zunächst sicher sein, dass wir im Zustand einer Beta-Welle beginnen. Um in einen Beta-Wellen-Zustand zu gelangen, können wir im Kopf einige Rechenaufgaben durchführen, die fast garantieren, dass das Gehirn eine starke Beta-Welle ausstrahlt. Sobald wir uns eindeutig in der Beta-Phase befinden, werden wir fernsehen, um das Gehirn in eine Alpha-Welle zu versetzen.

Wir werden einen Timer auf fünf Minuten für das Fernsehen einstellen. Bereite dir dafür vor der Durchführung des Experiments ein Video vor, das du dir ansehen möchtest, sodass du nur die Wiedergabetaste drücken musst, um das Experiment zu starten. Ich empfehle dir, ein Video anzusehen, das dir Freude bereitet, aber kein Action-, Spannungs- oder Horror-Video, da diese wahrscheinlich Stress in dir auslösen und dich in der Beta-Welle halten. Natürlich wollen wir jetzt nicht in einen bewussten Alpha-Zustand eintreten, daher ist es ratsam, das Ansehen eines Meditationsvideos zu vermeiden.

Hier sind die Schritte zum Experiment:

1. Stelle dir einen Timer für fünf Minuten ein.
2. Stampfe mit den Füßen, bewege heftig deine Arme und führe einige Rechenaufgaben im Kopf durch, um sicher zu sein, dass dein Gehirn Beta-Wellen aussendet. Es spielt eigentlich keine Rolle, ob du das richtige Ergebnis bekommst oder nicht, aber es ist wichtig, dass du die geistige Arbeit machst, um auf ein Ergebnis zu kommen, denn die mentale Anstrengung wird dich in die Beta-Welle bringen.
   - $11 \times 9 =$
   - $72 - 23 =$
   - $7 + 15 - 3 =$
3. Sobald du die Rechnungen gelöst hast, solltest du darauf achten, wie du dich fühlst.
4. Starte deinen Timer und beginne, dein Video anzusehen.
5. Wenn der Alarm ertönt, vergleiche wie sich dein Körper nach fünf Minuten Videowiedergabe fühlt im Gegensatz zu dem Gefühl, das du nach der Durchführung der mentalen Rechenaufgaben hattest.
6. Wenn du dir über die Veränderung des Gefühls unsicher bist, wiederhole das Experiment, bis du den Unterschied merkst.

Im Allgemeinen wirst du feststellen, dass der Körper bei der Aussendung der Alpha-Welle entspannter als im angespannten, zielorientieren Beta-Zustand ist.

Wie ich bereits erwähnt habe, ist dieser Zustand der induzierten Entspannung nicht der gleiche wie der, den du beim Meditieren erfährst. Auch wenn uns das Ansehen von Videos in eine Alpha-Welle versetzt, erfahren wir beim Ansehen von Videos kein gezieltes Bewusstsein. Stattdessen befinden wir uns in einem absorbierten, traumartigen Zustand, den wir im nächsten Kapitel näher untersuchen werden.

Versuchen wir nun das nächste Experiment, das uns eine grundlegende Erfahrung mit dem bewussten Alpha geben soll.

Experiment: Bewusstes Alpha

Wie ich bereits erwähnt habe, dauert der Wechsel von der Beta-Phase zur Alpha-Phase für den durchschnittlichen Menschen im Allgemeinen weniger als eine Minute, wenn er fernsieht oder meditiert.

Wir werden das gleiche Experiment noch einmal durchführen, um das Gefühl von Beta mit dem Gefühl von Alpha zu vergleichen, aber dieses Mal werden wir statt Fernsehen die vagale Atmung verwenden, wie wir es im vorigen Kapitel gelernt haben.

Hier sind die Schritte zum Experiment:

1. Stelle dir einen Timer für fünf Minuten ein.
2. Bewege kräftig deinen Körper und führe diese Berechnungen mental durch, um dein Gehirn in den Zustand der Beta-Welle zu versetzen.
   - $12 \times 8 =$
   - $71 - 21 =$
   - $3 + 5 - 7 =$
3. Achte darauf, wie du dich unmittelbar nach den Rechenaufgaben fühlst.
4. Starte deinen Timer und beginne mit der vagalen Atmung.
5. Wenn der Alarm ertönt, vergleiche wie sich dein Körpergefühl nach fünf Minuten vagaler Atmung fühlt im Gegensatz zu dem Gefühl, das du nach den kräftigen Bewegungen und mentalen Rechenaufgaben hattest.
6. Wenn du dir über die Veränderung des Gefühls unsicher bist, wiederhole das Experiment, bis du den Unterschied merkst.

Sowohl während des unbewussten (Video schauen) als auch während des bewussten (vagale Atmung) Übergangs zur Alpha-Welle trat mit Sicherheit eine Gefühlsänderung bei dir ein. Der Schlüssel ist, den Unterschied zwischen bewusstem und unbewusstem Alpha-Gefühl zu bemerken. Im Allgemeinen wird sich ein bewusster Alpha-Zustand entspannt, offen und aufmerksam anfühlen.

Wenn du den Unterschied zwischen dem Anschauen des Videos und der vagalen Stimulation nicht bemerkt hast, führe die Experimente erneut einige Male durch, bis du den Unterschied ausmachen konntest. Es kann ein paar Versuche in Anspruch nehmen, bis du den Unterschied feststellen kannst. Bleibe einfach dran.

Wenn du den Unterschied zwischen bewusstem und unbewusstem Alpha erkennst, dann hast du einen ersten Einblick in das bekommen, was Meditation ist. Der Schlüssel zur Meditation ist das bewusste Fühlen, also das Bewusstsein, und sobald du dieses Gefühl erfahren hast, bist du nicht mehr auf eine bestimmte Meditationsform angewiesen.

Abschließende Gedanken zu Alpha- versus Beta-Wellen-Zuständen

90 Prozent der Wachzeit von modernen Menschen aus den entwickelten Ländern wird im Zustand der Beta-Welle verbracht, weil wir zu viel nachdenken und uns auf zu viele Sachen konzentrieren. Die Beta-Welle ist eine stresserzeugende Gehirnwelle, an die wir durch unsere sichere, zielorientierte, moderne Welt der Quadrate, Winkel und Kanten gewöhnt sind. In unserer Welt wird die ausschließliche Aufmerksamkeit durch Lesen und ständiges Nachdenken gefördert. Da es hier keine Tiger gibt, die uns fressen könnten, ist kein Bewusstsein erforderlich. Das Ergebnis ist, dass wir, obwohl unser Leben sicherer ist als das der Jäger und Sammler, im Vergleich zu ihnen stets besorgt sind.

Jäger und Sammler verbringen die meiste Zeit in der Alpha-Welle, weil das Bewusstsein überlebenswichtig für sie ist. Sie verstehen, dass der konzentrierte Geist sehr schlecht in der Lage ist, Feinheiten und Bewegungen in der Umgebung zu erkennen. Sie wissen, dass das Bewusstsein für subtile Veränderungen und Bewegungen das Mittel ist, mit dem man die höchsten Erfolgschancen hat, wenn man auf der Jagd nach Nahrung ist und sich nicht verirren, von einer Schlange gebissen werden, von einem Raubtier fressen lassen oder von einer Klippe fallen darf. Dieses subtile Bewusstsein ist in einem anhaltenden, bewussten Alpha-Zustand verwurzelt.

Ein großer Teil der Gründe, warum wir in der modernen Welt so anfällig für Stress, Frustration, Angst, Depression, Selbstbezogenheit und Gefühle der Einsamkeit sind, ist, dass unser Lebensstil dazu neigt, von den Rhythmen und Anforderungen der Natur abgekoppelt zu sein und sich in unserem Lebensstil ein zutiefst ungesundes, neuronales Muster eingeprägt hat.

Jetzt, da wir unser Defizit kennen, können wir damit beginnen, die notwendige Korrektur in unserem Leben vorzunehmen, indem wir jeden Tag beabsichtigen, uns in bewussten Alpha-Zuständen zu versetzen und sei es auch nur für eine kurze Zeit.

Kapitel 5

Das Paradoxon des Bewusstseins

Jetzt, da wir über den Unterschied zwischen bewusstem Alpha und unbewusstem Alpha Bescheid wissen, besteht der nächste Schritt darin, die wesentlichen Prinzipien der Meditation auszumachen, damit wir uns von den Einschränkungen konzentrationsbasierter Meditationen befreien können.

In diesem Kapitel werden wir einige Experimente an uns selbst durchführen, die das Paradoxon des Bewusstseins enthüllen werden, ein Prinzip, das unsere Praxis freisetzt und uns erlaubt, mit offenen Augen und mit etwas Übung auch unterwegs zu meditieren.

Alle Konzentrationsmeditationen zielen darauf ab, sich auf einen Punkt zu konzentrieren, unter Ausschluss aller anderen Bewusstseinsinhalte. Der Fokuspunkt kann so gut wie alles sein, aber für unseren Fokuspunkt werden wir entweder eine Kerzenflamme oder einen Fixpunkt an der Wand verwenden.

Fixpunkt-Fokus-Experiment

Die Absicht von diesem Experiment ist es, unsere Vision vollständig, ausschließlich und für einen längeren Zeitpunkt auf eine Kerzenflamme, einen einzelnen Punkt an der Wand oder einen anderen Fixpunkt deiner Wahl zu fokussieren.

Wir werden dieses Experiment mindestens zweimal durchführen. Wenn du die Fixpunkt-Fokussierungsübung zum ersten Mal durchführst, stelle dir deinen Timer auf fünf Minuten ein.

Während du bequem gegenüber einer Wand oder für die Kerzenmethode an einem Tisch sitzt, wähle einen Fixpunkt an der Wand mehrere Meter vor dir aus oder zünde dir eine Kerze an und stelle sie auf den Tisch einige Meter von dir entfernt. Starte deinen Timer und beginne, die Kerze oder den Fixpunkt an der Wand anzustarren.

Das Ziel ist es, dein Bestes zu geben und nur den Fixpunkt oder die Kerzenflamme und nichts anderes anzusehen, wobei du darauf achten musst, nicht zu schielen, um nicht das Gesamtbild zu sehen. Bevor du weiterliest, führe bitte das Experiment durch.

Was ist dir aufgefallen?

Die meisten Leute geben als Antwort auf diese Frage, dass sie während dieses Experiments ruhiger geworden sind. Mach dir keine Sorgen, wenn du während des Experiments ängstlich geworden bist oder keine Ruhe empfunden hast, denn das ist nicht der Hauptzweck.

Was diese Übung wirklich zeigt, ist, dass du nicht anders kannst, als das gesamte periphere Blickfeld zu sehen, wenn du bewusst fokussierst und deine Augen offen sind. Das Paradoxe daran ist, dass bereits der Versuch, die Sinneswahrnehmung bewusst auszuschließen, bedeutet, dass man bewusst wahrnimmt, und ein bewusstes Individuum kann nicht anders, als das gesamte Sichtfeld wahrzunehmen.

Während deines ersten Versuchs hast du vielleicht nicht bemerkt, dass du tatsächlich das gesamte Blickfeld gesehen hast, während du den Versuch unternommen hast, es eigentlich nicht zu sehen. Mach dir nicht die geringsten Sorgen, wenn du das Paradoxon beim ersten Experiment nicht bemerkt hast. Um die Sache zu klären, werden wir das gleiche Experiment noch einmal durchführen, aber diesmal mit einer Stoppuhr und nicht mit einem Timer.

Starte deine Stoppuhr und beginne, ausschließlich auf deinen Fixpunkt zu starren und beobachte, wie lange es dauert, bis du bemerkst, dass du das gesamte Blickfeld nicht ausschließen kannst.

Im Idealfall hast du sofort gemerkt, dass du das gesamte Sichtfeld nicht ausschließen kannst. Das Gleiche geschieht, wenn dir jemand sagt, dass du nicht an lilafarbene Affen denken sollst, du aber sicher an sie denken musst. Du kannst nicht anders, als das gesamte Blickfeld zu sehen, während du versuchst, es nicht zu sehen. Dieser Punkt kann zunächst unbedeutend erscheinen, aber bald wirst du erkennen, dass dies das unausgesprochene Geheimnis einer kraftvollen, flexiblen, freien Meditation ist.

Wie funktioniert das Prinzip?

Denke an all die Male, in denen du ein Buch gelesen hast, aber dachtest, du hättest nichts über die Ränder des Buches oder den spezifischen Satz hinaus gesehen. Oder, wenn du kein Leser bist, denke an all die Male, die du einen Film gesehen hast und nichts abseits des Bildschirms bemerkt hast. Die Wahrheit ist, dass du es zwar gesehen hast, dich aber nicht daran erinnerst. Erlaube mir, dies zu erklären.

Deine Augen sehen alles innerhalb des sichtbaren Lichtspektrums, das in dein Sichtfeld kommt. Das schließt den gesamten Bildschirm oder das Buch ein, sowie alles, was außerhalb der Ränder dieser Medien liegt, aber innerhalb der potenziellen Sehkapazität deiner Augen. Du kannst dich einfach nicht daran erinnern, was deine Augen gesehen haben.

Du kannst meine Aussagen mit Hilfe dieses Buches überprüfen. Während du diesen Satz liest, entscheidest du dich einfach dafür, nichts über den Rand des Buches hinaus zu sehen. Achte darauf, nicht zu schummeln, indem du dein Gesicht so nah an den Text bewegst, dass du selbst mit deiner peripheren Sicht nicht mehr über die Ränder hinaus sehen kannst. Beim Lesen wirst du feststellen, dass du nicht umhinkommst, über das Buch hinaus zu sehen.

Konntest du den Text, den du gelesen hast, verstehen? Einige werden vielleicht überrascht sein, dass sie den Text nicht verstehen können, wenn sie sich bewusst sind, was in dem Raum jenseits des Textes geschieht. Nachdem du die Krieger-Meditation ausreichend lange geübt hast, wirst du vielleicht entdecken, dass es mit ein wenig Übung nicht so schwierig ist, zu lesen, während man sich des Raumes bewusst ist.

Wie hängt dieses Experiment mit Meditation zusammen?

Das Experiment zeigt den Unterschied zwischen bewusster und unbewusster Wahrnehmung. Wenn wir uns bewusst sind, können wir nicht anders, als das wahrzunehmen, was durch unsere Sinne zu uns kommt. Nur wenn wir uns in einem halb-unbewussten, traumähnlichen Zustand befinden, wie zum Beispiel das Anschauen von Filmen, das Lesen von Büchern, das Versunkensein in unsere inneren Erzählungen, mentale Projektionen der Zukunft oder der Vergangenheit oder jedes andere Mittel der Ablenkung vom gegenwärtigen Bewusstsein, sind wir nicht in der Lage, uns an die Informationen außerhalb unseres Fokuspunktes zu erinnern oder sie zu nutzen, obwohl unsere Sinne diese zusätzlichen Informationen aufnehmen.

Wir können damit beginnen, das Geheimnis der Wahrnehmung zu entwirren, indem wir die beiden Gehirnhälften und ihre jeweiligen Funktionsweisen beobachten, um zwei gleichwertige, aber unterschiedliche Wahrnehmungen der Realität zu erhalten. Neunzig Prozent der Bevölkerung sind Rechtshänder und für diese Personen ist die linke Hemisphäre ein serielles verarbeitendes Gehirn, während die rechte Hemisphäre ein parallel verarbeitendes Gehirn ist. Für meine Erklärung der Hemisphären werde ich die durchschnittliche Person als Beispiel heranziehen, wobei mir bewusst ist, dass bei einigen Personen die Hemisphären tatsächlich umgekehrt sind (Linkshänder sind gute Beispiele dafür, dass die Funktionen der Hemisphären umgekehrt sein können).

Für die neunzig Prozent der Bevölkerung, die Rechtshänder sind, befindet sich das Selbstbewusstsein, der Zeitsinn, der logische Verstand, die Sprachfähigkeiten und ihr Zugang zu spezifischem Wissen hauptsächlich in der linken Hemisphäre, dem seriellen verarbeitenden Gehirn, während ihr Raumgefühl, ihre Kreativität, ihr Körperbewusstsein usw. hauptsächlich in der rechten Hemisphäre, dem parallel verarbeitenden Gehirn, angesiedelt sind.

Der serielle Prozessor (linke Hemisphäre) kann immer nur eine bewusste Handlung auf einmal verarbeiten, was eine große Einschränkung darstellt. Die Stärke des seriellen Prozessors liegt darin, dass er gut fokussieren kann, um eine sehr detaillierte Wahrnehmung des gewählten Objekts zu erhalten. Konzentration, ein primäres Talent des seriellen Prozessors, ist für das menschliche Überleben notwendig, aber sie entzieht dem Körper Energie und erzeugt Stress. Was der seriellen verarbeitenden Hemisphäre fehlt, ist das kontextuelle Bewusstsein für alles, was außerhalb des Fokus liegt.

Die Samurai haben verstanden, dass Fokus und Denken energieintensive Prozesse sind, die zu langsameren Reaktionszeiten im Kampf führen. Die Samurai betrachteten das Denken als eine Funktion des „Verstandes". Durch ein immer effizienteres Training fanden die Samurai heraus, dass sie einen Zustand von „kein Verstand" erreichen konnten, der auf dem Schlachtfeld viel effizienter war, sodass sie sich besonders darum bemühten, einen bewussteren Zugang zu „kein Verstand" zu erhalten, mit dem Ziel, schließlich unbewusst auf die Stärken von „kein Verstand" zugreifen zu können.

Wie sich herausstellt, trainierten sie sich selbst, um strategisch auf die Befugnisse der Parallelverarbeitung (rechte Hemisphäre) zuzugreifen. Der Parallelprozessor kann mehrere Informationen auf einmal verarbeiten, und zwar mit einer viel höheren Geschwindigkeit als der serielle Prozessor, jedoch mit einer geringeren Genauigkeit.

Obwohl die Samurai wussten, wie sie durch Meditation bewusst auf den Parallelprozessor zugreifen konnten, ist es unwahrscheinlich, dass sie damals wussten, welcher Teil des Gehirns die Arbeit tatsächlich ausführte. Natürlich war es nicht erforderlich zu wissen, welcher Teil des Gehirns die Arbeit erledigte, um die Funktionalität zu erlangen, die die Samurai anstrebten.

Linkshänder mögen vielleicht glauben, dass sie mehr auf die parallel verarbeitende Hemisphäre zugreifen als Rechtshänder, aber wie ich schon sagte, können die Hemisphären umgekehrt werden, sodass ein Linkshänder normalerweise auch auf die serielle Verarbeitung zugreift und den Verstand und das Selbstbewusstsein genauso nutzt wie ein Rechtshänder.

Diese Strukturierung bedeutet, dass, wenn wir nicht trainieren, egal ob wir Links- oder Rechtshänder sind, unsere tägliche Erfahrung von der denkenden, selbstgenerierenden Hemisphäre dominiert wird, unabhängig davon, wo sie sich in unserem Schädel befindet. Wir wissen, dass das stimmt, denn Linkshändigkeit befreit den Einzelnen nicht von seinem Selbstgefühl und gibt ihm keinen Auftrieb in Bezug auf Bewegung oder Meditation.

Nachdem wir uns nun mit der seriellen Verarbeitungshemisphäre vertraut gemacht haben, wollen wir die parallele Verarbeitungshemisphäre eingehender untersuchen. Wie ich bereits sagte, verarbeitet der Parallelprozessor im Gegensatz zum seriellen Prozessor mehr als eine Sache gleichzeitig, jedoch mit viel höherer Geschwindigkeit und geringerer Genauigkeit.

Im Allgemeinen funktioniert der Parallelprozessor als sensorisches Warnsystem, denn er überwacht ständig die über die Sinne eingehenden Informationen, auch wenn unser tägliches Wachfenster der Wahrnehmung nicht immer alle diese Informationen wahrnimmt.

Der Parallelprozessor nimmt nicht linear wahr, wie es der serielle Prozessor tut. Stattdessen entschlüsselt er Informationen viel schneller, aber auf eine abstrakte und zugleich bedeutungsvolle Art und Weise. Die Wahrnehmungen des parallel verarbeitenden Gehirns sind für das serielle Prozessor-Gehirn sehr schwer nachzuvollziehen.

Der Parallelprozessor steuert unter anderem die Körperwahrnehmung sowie die Körperbewegung. Traum- und Schlafzustände sind Beispiele für einige der abschweifenden, selbstverzerrten, nichtlinearen Wahrnehmungen der parallel verarbeitenden Hemisphäre.

Was die Elite-Samurai entdeckten, war, dass sie durch ein aktives Bewusstseinstraining mehr mit dem Parallelprozessor in Einklang gebracht werden konnten, sodass sie dessen Informationen mit einer Geschwindigkeit nutzen konnten, die weit über die des denkenden Geistes hinausging, wodurch sich Bewusstsein, Bewegungsqualität und Effizienz verbesserten.

Obwohl die Elite-Samurai wahrscheinlich durch die Notwendigkeit einer erhöhten Effizienz auf dem Schlachtfeld motiviert waren, eröffnete ihr Training einen Weg der Kommunikation zwischen dem Bewusstsein und dem Unterbewusstsein, und dadurch wurden nicht nur ihr Bewusstsein und ihre Kampfkunstfähigkeiten erhöht, sondern auch ihre Lebensqualität verbessert. Viele solcher Samurai wurden als „Schwert-Heilige" bekannt, wegen ihrer weitaus besseren Fähigkeiten als der durchschnittliche Samurai im alten Japan. Kamiizumi Ise no Kami, der Begründer von Shinkage-ryu, wurde weithin als Schwert-Heiliger angesehen.

In gewisser Weise zeigt das Fixpunkt-Fokus-Experiment, dass das Bewusstsein in der Tat nicht anders kann, als bewusst zu sein, denn es hat nicht die Fähigkeit, Informationen auszuschließen. Wenn wir unseren Geist fokussieren, während wir absichtlich versuchen, Informationen auszuschließen, wird aufgrund unserer Absicht beiden Hemisphären ermöglicht, Informationen mit unserem Wahrnehmungsfenster zu koordinieren und zu teilen. An wie viele Informationen wir uns erinnern können, hängt weitgehend von unserer Praxis ab.

Es gibt ein großes Problem mit dieser Fokussierungsmethode. Du wirst feststellen, dass eine solch intensive Fokussierung das Gehirn schnell ermüdet. Für einen Krieger ist die Energieeffizienz von entscheidender Bedeutung, deshalb schlagen wir mit der TEM einen anderen Weg ein, den wir in den kommenden Kapiteln untersuchen werden.

Teil II

Natürliche Meditationsportale

Wie wir mit dem Paradoxon des Bewusstseins erlebt haben, bietet die Konzentration ein Mittel, mit dem wir uns etwas mehr bewusst werden können, solange wir diese Tatsache erkennen. Sobald wir uns dessen bewusst sind, ist keine ausschließliche Konzentration mehr erforderlich. Allein das Wissen um das Paradoxon ist befreiend, denn wir müssen uns nicht mehr auf den Atem, einen bestimmten Punkt im Körper, ein Mantra, ein einzelnes Wort oder etwas anderes Bestimmtes konzentrieren.

Allein die Erkenntnis, dass wir Informationen nicht bewusst von den Sinnen ausschließen können, eröffnet uns neue, flexiblere Möglichkeiten bei unseren Meditationen, die es uns ermöglichen, unsere Sinne als Mittel der inneren Transformation und der verbesserten körperlichen, geistigen und emotionalen Vitalität zu nutzen.

Ausgestattet mit dem Wissen um das Bewusstseinsparadoxon können wir damit beginnen, zu erforschen, was die Sinne zu bieten haben. Was wäre, wenn es einen Weg gäbe, die Sinne zu nutzen, um einen enormen Zustand meditativer Klarheit herbeizuführen? Ein Weg der Meditation mit den Sinnen würde uns von dem Bedürfnis befreien, uns konzentrieren, uns hinsitzen und uns von der Welt zurückziehen zu müssen. Es wäre nicht mehr nötig, eine ideale äußere Situation ohne Ablenkungen für das Meditieren zu schaffen.

Das Geheimnis besteht darin, die Art und Weise zu ändern, wie wir unsere Sinne einsetzen. Als allgemeine Faustregel gilt, dass wir bei TEM unsere Aufmerksamkeit nicht auf den Ausschluss von Dingen richten, sondern stattdessen das Bewusstsein in alle Richtungen und mit allen Sinnen öffnen.

Das unvoreingenommene Öffnen aller Sinne ermöglicht ein enormes Bewusstsein sowohl für das Innere als auch für das Äußere, was ein Gefühl der Verbundenheit mit dem ganzen Leben hervorruft, denn unser Sinn für Propriozeption (das Gefühl darüber, wo unser Körper im Raum beginnt und endet) fühlt sich nicht mehr so schwierig und schnell an. Stattdessen fühlt es sich irgendwie durchlässig an. Dieses offene Gefühl führt zu mehr Ruhe und Klarheit. Die Offenbarung der Sinne für ein ausgebreitetes Bewusstsein verändert das Gehirn und schafft mehr Wahrnehmungsflexibilität, mehr Einsicht und eine bessere Gesundheit, als wir sie sonst hätten. Wenn das Gefühl der Propriozeption transparent wird, erhöht sich kontraintuitiv unsere Bewegungsqualität.

In Teil II untersuchen wir jeden Sinn einzeln, um ein größeres Bewusstsein dafür zu erlangen, wie jeder Sinn als Meditationsportal genutzt werden kann.

Kapitel 6

Bewusstes Sehen

Es mag überraschen, dass sich die Wissenschaft noch immer nicht auf eine einheitliche Theorie zur Funktionsweise des Sehens geeinigt hat. Obwohl wir viel darüber wissen, wie das Sehen funktioniert, bleiben einige Aspekte der visuellen Wahrnehmung ein Geheimnis.

Das Geheimnis des Sehens ist, dass das Auge nicht in der Lage ist, Bilder von ausreichender Qualität zu erzeugen, die es einem Menschen ermöglichen, auf der Grundlage der vom Auge gelieferten Informationen in der Welt zu funktionieren. Die am meisten akzeptierte Schlussfolgerung ist, dass das Gehirn den Informationsmangel ausgleicht, indem es die Informationslücken mit den zugehörigen Erinnerungen füllt.

Laut dieser Theorie ist Vieles von dem, was wir als Vision betrachten, in Wirklichkeit eine biologische Annahme. Wenn die Theorie richtig ist, erklärt sie die vielen visuellen Illusionen, für die wir Menschen empfänglich sind.

Wenn du mit visuellen Illusionen nicht vertraut bist, führe eine schnelle Internetsuche mit dem Begriff „Optische Täuschung" durch, um ein Gefühl dafür zu bekommen, was ich mit dem Begriff meine.

Was wir bisher wissen, ist, dass die visuelle Wahrnehmung das Ergebnis des Auges ist, wenn es Licht aus dem sichtbaren Spektrum aufnimmt, welches von

Objekten reflektiert wird. Das Auge sendet elektrische Signale an das Gehirn, das diese Signale interpretiert und so die Bilder der Umwelt erzeugt, die wir in unserem Kopf sehen.

Beim menschlichen Auge tritt das Licht durch die Hornhaut ein und wird dann von der Linse auf eine lichtempfindliche Membran, die Netzhaut, im hinteren Teil des Auges gebündelt. Die Netzhaut enthält lichtempfindliche Zellen, sogenannte Stäbchen, welche Schattierungen erkennen, und Zapfen, welche die Farben erkennen. Stäbchen und Zapfen wandeln Photonen (Lichtpartikel) in elektrische Signale um. Diese elektrischen Signale werden durch den Sehnerv an verschiedene Stellen im Gehirn, wie die zentralen Ganglien, die Sehrinde und den oberen Kollikulus, weitergeleitet, wo sie dann interpretiert und mit einer erfahrungsmäßigen Assoziation, einer Erinnerung, ausgefüllt werden.

Für unsere Meditationszwecke müssen wir nur über das Sehen wissen, dass es in zwei Typen unterteilt werden kann, das foveale Sehen und das periphere Sehen.

Das foveale Sehen ist die farbenreiche Wahrnehmung in hoher Auflösung, die direkt in die fokussierte Sichtlinie kommt. Diese Art von Sehvermögen nutzt der moderne Mensch fast ausschließlich. Wenn du liest, verlässt du dich auf die foveale Sicht.

Das periphere Sehen ist das Feld der visuellen Wahrnehmung, das genau außerhalb der Sichtlinie liegt. Du wirst feststellen, dass es sich bei der peripheren Sicht um ein schwach ausgeprägtes, farbunempfindliches Sehen handelt. Der Vorteil des peripheren Sehens besteht darin, dass es sehr sensibel auf Schatten und Bewegung reagiert, was es als Hilfsmittel zur Bewusstseinsbildung nützlich macht. Jäger und Sammler verbringen die meiste Zeit ihres aktiven Alltags damit, dem peripheren Sehen Aufmerksamkeit zu schenken.

Übung zur peripheren Betrachtung

Wenn wir versuchen, Informationen aus unserem visuellen Bewusstsein auszuschließen, garantiert der Versuch an sich, dass wir diese Informationen nicht ausschließen können. Das wissen wir bereits vom Paradoxon des Bewusstseins. Natürlich ist die Konzentration auf den Versuch, Informationen auszuschließen, eine Energieaufwendung, und daher ist es klug, einen effizienteren Weg zu finden. Die Lösung besteht darin, von Anfang an einfach das gesamte Gesichtsfeld zu beachten. Für unsere Meditationszwecke in diesem Kapitel werden wir also die Aufmerksamkeit bewusst auf das gesamte Gesichtsfeld richten, ohne den Versuch, uns auf bestimmte Informationen zu fokussieren oder sie auszuschließen.

Zeit

Stelle deinen Timer auf fünfzehn Minuten. Obwohl sich das Gehirn der meisten Menschen bereits nach einer Minute peripherer Betrachtung in den Alpha-Bereich verschiebt, kannst du durch fünfzehnminütiges Üben ein viel größeres Erfahrungsverständnis für die fortschreitenden Veränderungen gewinnen, die in deinem Inneren als Folge der peripheren Betrachtung auftreten.

Position

Sitze einfach bequem an einem ruhigen Ort, wo du nicht gestört wirst. Diese Übung kann sowohl im Haus als auch im Freien ausgeübt werden.

Ziel

Unser Ziel ist es, das periphere Blickfeld zu nutzen, um durch eine Alpha-Hirnstromwelle bewusst auf den Parallelprozessor zuzugreifen. Dies wird uns nicht nur bewusster machen, sondern auch Stress abbauen und eine ruhige Gelassenheit in uns herbeiführen. Es wird für dich hilfreich sein, vor der Durchführung dieser Übung darauf zu achten, wie du dich fühlst. Achte während der Übung auch darauf, wann der Übergang zu Alpha stattfindet und wie du dich nach Abschluss der Übung fühlst.

Augen

Blicke geradeaus und nimm das gesamte Sichtfeld wahr. Der durchschnittliche Mensch kann fast 200 Grad horizontal und etwa 100 Grad vertikal sehen, wodurch ein „binokulares" Sichtfeld entsteht. Wie bereits erwähnt, wird die höchste visuelle Auflösung in der Mitte des Blickfeldes sein, mit vollen Farben und Details. Wenn wir unsere Aufmerksamkeit auf das Zentrum des Sichtfeldes richten, nennt man das foveales Sehen.

Obwohl wir von dem Bewusstseinsparadoxon wissen, dass die Konzentration auf das foveale Sehen mit der Absicht, Informationen auszuschließen, uns in einen Zustand des Bewusstseins bringen kann, müssen wir, um Energie zu sparen, eine andere Methode mit unseren Augen anwenden.

Wir wollen unsere Aufmerksamkeit auf die äußeren Ränder unseres Sichtfeldes lenken, was als peripheres Sehen bezeichnet wird. Die periphere Sicht hat eine geringe Auflösung und weniger Farbe, ist aber empfindlicher für Schatten und Bewegungen. Wenn du auf das periphere Sehen achtest, erhältst du einen bewussteren Zugang zum parallel verarbeitenden Gehirn, ein Trick, den die Samurai entdeckt und angewandt haben.

Das Ansehen von Sternen am Nachthimmel ist ein gutes Beispiel für die Stärke des peripheren Sehens. Die verbesserte Bewegungsempfindlichkeit des peripheren Sehens hilft uns, das schwache Funkeln der Sterne aus den Augenwinkeln wahrzunehmen. Wenn wir versuchen, uns auf einen dämmrigen Stern zu fokussieren, wird es nur schwieriger sein, ihn zu erkennen.

Obwohl die meisten von uns nichts davon wissen, werden dem Gehirn ständig Informationen aus dem peripheren Sichtfeld gefüttert. Weil wir so auf das foveale Sehen fokussiert sind und versuchen, spezifische Informationen zu gewinnen, sind wir uns normalerweise nicht des gesamten Feldes bewusst. Selektive Aufmerksamkeit blockiert effektiv das zugängliche Gedächtnis von peripheren visuellen Informationen, die nicht für unsere aktuelle Tätigkeit hilfreich sind. Wenn du dir zum Beispiel einen Film im Kino ansiehst, bist du dir wahrscheinlich nur des Inhalts auf der Filmleinwand bewusst, ohne zu bemerken, was sich sonst noch im Raum vor der Leinwand abspielt.

Ich beziehe mich auf das Schauen von Filmen als eine unbewusste Aktivität, weil wir dazu neigen, uns unserer eigenen Anwesenheit beim Ansehen eines Films nicht bewusst zu sein. Die TEM zielt auf die räumliche und gegenwärtige Wahrnehmung ab. Natürlich ist es auch von Zeit zu Zeit in Ordnung, sich in die Geschichte eines Films zu vertiefen, aber nur solange das foveale Sehen nicht unsere Hauptart der Wahrnehmung ist.

Sobald du dich daran gewöhnt hast, das gesamte periphere Sichtfeld zu betrachten, verbringst du die verbleibende Zeit damit, dich tief in die Erfahrung zu entspannen und die Gefühle zu schätzen, die beim peripheren Betrachten entstehen. Wenn du dich tief in das periphere Sehbewusstsein entspannst, wirst du vielleicht feststellen, dass sich das Farb-, Zeit- und Raumgefühl etwas verändert. Wir könnten uns sogar ein wenig high fühlen.

Obwohl diese Erfahrungen für viele Menschen angenehm sein können, sind sie nicht der Hauptpunkt dieser Meditation. Stattdessen ist das Ziel dieser Praxis oder jeder TEM-Meditation, ein größeres Gefühl von Kontextbewusstsein in unserem Leben zu bekommen, sodass unser Leben in eine größere Synchronisation mit der gesamten Realität kommt.

Da wir unsere Augen während unseres aktiven Alltaglebens fast ständig benutzen, ist es unglaublich hilfreich, ein zweites Bewusstsein für das gesamte Sichtfeld zu entwickeln, denn dieses breite Bewusstsein wird dich hochgradig bewusst machen und verhindern, dass du dich in einem nahezu konstanten, nicht synchronen Beta-Wellen-Zustand befindest. Wenn du die Übungen häufig durchführst, wirst du feststellen, dass du tagsüber weniger gestresst bist und dich weniger durch Unsicherheiten beunruhigen lässt. Je mehr du übst, desto mehr wirst du von negativen Emotionen befreit sein. Die Kraft der bewussten visuellen Wahrnehmung sollte daher nicht unterschätzt werden.

Kapitel 7

Bewusstes Hören

Aus der Übung des peripheren Sehens weißt du, dass die Aufmerksamkeit auf das gesamte Sichtfeld das Sehen zu einem mächtigen Meditationsportal machen kann. Du wirst vielleicht überrascht sein, dass das Hören in ähnlicher Weise genutzt werden kann.

Was wir uns unter Hören vorstellen, funktioniert in Wirklichkeit ganz anders, als wir es vielleicht intuitiv wahrnehmen. Die Schallwellen treten in das Außenohr ein und wandern durch den Gehörgang zum Trommelfell, das von den Schallwellen in Schwingung versetzt wird. Die Vibrationen wirken auf drei kleine Knochen im Mittelohr, welche Hammer, Amboss und Steigbügel genannt werden.

Die drei Knochen verstärken die Schallschwingungen und senden sie an die Cochlea, eine schneckenförmige, mit Flüssigkeit gefüllte Struktur im Innenohr. Im Inneren der Cochlea spaltet eine elastische Trennwand (die Basilarmembran) die

Cochlea in einen oberen und einen unteren Teil. Die Basilarmembran ist das Fundament, auf dem wichtige Hörstrukturen sitzen.

Wenn Vibrationen im Inneren der Cochlea die Flüssigkeit kräuseln, läuft eine Welle entlang der Basilarmembran, wobei die Sinneshaarzellen auf der Basilarmembran durch die Welle bewegt werden. Die Tonhöhe des Tons wird entsprechend der Lage der Haarzellen auf der Membran erkannt. Die Zellen im unteren Teil der Cochlea nehmen höher klingende Töne wahr, während die Zellen im oberen Teil der schneckenförmigen Cochlea tiefer klingende Töne wahrnehmen.

Wenn die Haarzellen durch die Welle bewegt werden, stoßen mikroskopisch kleine, haarähnliche Vorsprünge auf der Oberseite der Haarzellen gegen die Struktur der Cochlea und biegen sich, wodurch sich Kanäle an den Spitzen der Haarzellen öffnen. Chemikalien stürzen in die Öffnungen der Zellen, welche elektrische Signale erzeugen. Der Hörnerv leitet diese Signale an das Gehirn weiter. Beim Empfang der elektrischen Signale produziert das Gehirn Töne, die wir aus den zugehörigen Erinnerungen erkennen.

Im Wesentlichen ist das, was wir als Hören verstehen, eigentlich eher eine Illusion, die vom Gehirn erzeugt wird, wenn es durch elektrische Signale des Hörnervs stimuliert wird. Denk nur an die Filme, die du gesehen hast. Alle Soundeffekte wurden wahrscheinlich mithilfe von anderen Dingen als das, was du auf dem Bildschirm sehen konntest, erzeugt. Zum Beispiel könnten in alten Filmen Pferdeschritte durch das Zusammenklappen zweier getrockneter Kokosnussschalenhälften entstanden sein. Beim Klappern geht das Gehirn einfach davon aus, dass es ein Pferd auf dem Asphalt laufen hört. Selbst wenn du nicht wüsstest, dass es sich um einen Pferdefilm handelt und du gerade kein Video sehen könntest und nur das Zusammenklappen der Kokosnussschalen hörst, würde dein Gehirn wahrscheinlich trotzdem das Bild eines Pferdes passend zum Ton herbeizaubern.

Alle Sinne sind darauf angewiesen, dass das Gehirn fehlende Informationen mit unseren Erinnerungen an die damit verbundenen Erfahrungen ergänzt. Ohne die damit verbundene Erfahrung wären wir nicht in der Lage, die von den Sinnen gesammelten Informationen zu nutzen.

Bewusstes Hören

Mit unserem verfeinerten Verständnis des Hörprozesses können wir damit beginnen, den Hörsinn als Portal zur Meditation zu nutzen. Für unsere meditativen

Zwecke werden wir uns nicht auf das trügerische Identifikationssystem verlassen, das das Gehirn benutzt, um uns Informationen zu übermitteln. Stattdessen werden wir einfach allen Geräuschen zuhören, ohne zu versuchen, sie zu identifizieren oder zu verstehen.

Wir werden unser Gehör öffnen, indem wir so viel mentale Vorurteile wie möglich beseitigen. Denn der Mensch hat Raubtier ähnliche nach vorne gerichtete Augen und da unsere Ohren nicht beweglich sind wie die vieler anderer Tiere, sind wir darauf gestimmt, seitliche Geräusche am schärfsten wahrzunehmen. Unsere Ohren sind sehr schlecht in der Aufnahme von Geräuschen, die von oben, unten oder hinten kommen. Basierend auf der physischen Struktur unserer Schädel und Ohren, neigt unser Gehirn dazu, in diese schallunempfindlichen Richtungen eher unaufmerksam zu sein. Für unsere Übung werden wir also absichtlich in alle Richtungen gleich gut zuhören, auch wenn unsere Ohren in bestimmten Richtungen den Schall nicht so gut aufnehmen können. Wir werden auch nicht versuchen, ein bestimmtes Geräusch zu identifizieren, denn das würde uns in einen Beta-Wellen-Zustand führen, der nicht mit der Meditation einhergeht.

Der Prozess des bewussten Hörens verläuft wie folgt:

Zeit

Zwei fünfminütige Sitzungen.

Position

Sitze oder stehe bequem an einem Ort, an dem du nicht leicht abgelenkt wirst.

Augen

Die Augen bleiben beim ersten Mal geschlossen, beim zweiten Mal dann geöffnet.

Übung

Stelle deinen Timer auf fünf Minuten, schließe die Augen, entspanne deinen Körper so gut wie möglich und höre aufmerksam auf alle Geräusche aus allen Richtungen, nah und fern. Versuche nicht, irgendeinen Ton zu identifizieren. Vertiefe dich stattdessen in das Gefühl des Klangs. Wenn du dich bei dieser Übung entspannst, wirst du in weniger als einer Minute feststellen, dass du dich in einem kraftvollen Meditationszustand befindest.

Wenn du feststellst, dass du dich von einem bestimmten Geräusch angezogen oder gestört fühlst, wird deine serielle Verarbeitung, die lärmende Hemisphäre, aktiviert und du befindest dich nicht mehr in einem meditativen Zustand. Um also in einem meditativen Zustand zu bleiben, akzeptieren wir einfach alle Klänge unvoreingenommen und ohne jeden Versuch, sie zu identifizieren. Wenn ein Geräusch laut genug ist, um das Trommelfell zu beschädigen, solltest du natürlich deine Ohren schützen.

Sobald der Timer abgelaufen ist, starte ihn erneut und wiederhole die Meditation mit offenen Augen. Anfangs könnte deine Aufmerksamkeit durch die Dinge in deinem Sichtfeld abgelenkt werden. Versuche in diesem Fall deine Aufmerksamkeit immer wieder auf das gesamte Hörfeld zu richten. So wird dein Geist zur Ruhe kommen und du wirst dich in einem lebendigen Meditationszustand wiederfinden.

Abschließende Bemerkungen zum bewussten Hören

Das Ohr spielt eine wichtige Rolle für unseren Gleichgewichtssinn. Im Ohr, direkt oberhalb der Cochlea, befinden sich drei kleine, flüssigkeitsgefüllte Schleifen, die als halbkreisförmige Kanäle bezeichnet werden. Jede dieser Schleifen erkennt eine andere Art von Bewegung: Auf- und Ab-, Seiten- sowie Kippbewegungen.

Jede Schleife enthält Tausende von mikroskopisch kleinen Sinneshaaren. Wenn wir den Kopf bewegen, bewegt sich die Flüssigkeit in den halbkreisförmigen Kanälen an den Haaren vorbei, woraufhin sie sich krümmen. Die Biegung erzeugt ein elektrisches Signal, das die Art der Bewegung, die wir erleben, an unser Gehirn weiterleitet.

Ebenfalls mit den Schleifen und der Cochlea verbunden, vermitteln zwei sogenannte Beutel Informationen darüber, wie sich der Kopf in Abhängigkeit von der Schwerkraft und der Beschleunigung bewegt. Aus diesen Strukturen wissen wir, wann wir uns in der Höhe auf oder ab bewegen und ob wir stehen oder liegen.

Wenn du das bewusste Hören über einen längeren Zeitraum übst, wirst du vielleicht feststellen, dass sich dein Gleichgewichtssinn und deine allgemeine Bewegungsqualität verbessert. Als ich in der japanischen Mittelschule unterrichtete, litt ich unter einem schrecklichen Fall von Tinnitus, ein Klingeln in den Ohren. Manchmal wurde das Klingeln so laut, dass ich nicht mehr hören konnte, was die Leute um mich herum sagten. Tinnitus ist eine Krankheit, für die es in der medizinischen Gemeinschaft Behandlungen gibt, welche die Symptome verringern, die Krankheit aber nicht heilen. Die Krieger-Meditation in Kombination mit der vagalen Atmung heilte den Tinnitus bei mir innerhalb weniger Monate vollständig aus.

Kapitel 8

Bewusstes Riechen

Die Olfaktion, der Geruchssinn, ist ein stark unterschätzter Sinn, dem wir in der modernen Welt eher wenig bewusste Aufmerksamkeit schenken. Natürlich wird der Geruchssinn für Jäger und Sammler auf der ganzen Welt als ein lebenswichtiges Element für fast alle Aktivitäten des Lebens angesehen.

In Wirklichkeit ist der Geruchssinn viel mächtiger, als du vielleicht gedacht hast. Nach einer in der Zeitschrift *Science* veröffentlichten Studie der Rockefeller-Universität kann die menschliche Nase mindestens eine Billion verschiedener Gerüche wahrnehmen. Im Vergleich dazu kann der Mensch nur mehrere Millionen verschiedene Farben und gerade einmal eine halbe Million verschiedene hörbare Töne unterscheiden (Bushdid et al.).

Der moderne Mensch kommt mit dem Geruchssinn nicht mehr in Berührung, weil wir in unseren stark isolierten Gesellschaften kaum noch Überlebensbedarf für diesen Sinn sehen. Natürlich haben wir, wie die Studie der Rockefeller-Universität zeigt, eine viel größere Geruchskapazität, als wir bewusst wahrnehmen, wobei ein Großteil der Reaktion auf Gerüche unbewusst auf unseren Körper einwirkt. Da wir keine Worte für die Billionen verschiedener Gerüche haben, die unsere Nasen wahrnehmen können, haben wir auch keinen Denkrahmen, um jeden Geruch bewusst zu identifizieren. Dennoch reagiert unser Körper auf vielen Ebenen auf diese Gerüche.

Der Geruchssinn ist ein chemischer Entdeckungssinn, der zum Aufspüren von Spurenmolekülen in der Umwelt verwendet wird, eine Fähigkeit, die sogar bei Einzellern vorzufinden ist. Bei Landsäugetieren (einschließlich Menschen) funktioniert der Geruchssinn wie folgt:

In der Luft schwebende Moleküle landen im Schleim am Dach der Nasenlöcher und lösen sich dort auf. Genau unter dem Schleim nehmen spezialisierte Rezeptorzellen (Neuronen) den Geruch wahr. Die Neuronen leiten die Informationen über elektrische Signale an den Nasenrücken weiter, und zwar an den Riechkolben, der eigentlich eine Erweiterung des Gehirns ist. Von dort werden die Signale direkt an das limbische System, das Emotionen und Gedächtnis beeinflusst, und an den Neokortex, der das bewusste Denken beeinflusst, gesendet. Ist dir schon einmal aufgefallen, wie bestimmte Gerüche lebendige Erinnerungen an Menschen, Orte und Ereignisse aus der fernen Vergangenheit, sogar aus deiner frühen Kindheit, wachrufen können? Der Grund dafür ist, dass der Geruchssinn im Wesentlichen die direkte Verbindung deines Gedächtnisses und deines emotionalen Zentrums mit der Umwelt ist. Die Chemikalien, die deine Nase berühren, berühren in Wirklichkeit einige der am weitesten entwickelten, ältesten Strukturen deines Gehirns, die mit Emotionen, Erinnerungen, Motivation und automatischen Verhaltensweisen zu tun haben, welche weitgehend unbewusst sind.

Laut dem Magazin *Psychological Science* kann der Mensch sogar den Geruch von Angst und Ekel wahrnehmen. Wenn du diese Gerüche wahrnimmst, reagiert dein Gehirn unbewusst, indem es die gleichen Emotionen registriert, die dann auch auf deinem Gesicht zu erkennen sind. Die Forschung deutet darauf hin, dass Gerüche in gewisser Weise ansteckend sind (de Groot et al.).

Viele Menschen behaupten, dass Frauen einen besseren Geruchssinn haben als Männer und dass jüngere Menschen tendenziell einen besseren Geruchssinn haben als ältere Menschen. Forschungsexperimente beweisen, dass diese Aussagen im Durchschnitt wahr sind. Die aktuelle Theorie, warum Frauen einen besseren Geruchssinn haben als Männer, besagt, dass Frauen den Geruchssinn nutzen, um chemisch geeignete Partner zu erkennen und eine Beziehung zu ihren Neugeborenen aufzubauen.

Ob man nun männlich oder weiblich, jung oder alt ist, der Geruchssinn ist der einzige Sinn, der am meisten mit dem Teil unseres Gehirns verbunden ist, der Gedächtnis, Emotionen und Motivation reguliert. Ein Teil des Gehirns, der weitestgehend im Unterbewusstsein liegt. Wäre es nicht eine tolle Sache, wenn du in der Lage wärst, einen Teil dieses Bereiches des Gehirns bewusster zu machen, sodass deine Erinnerungen, Emotionen und Motivationen weniger reaktiv, weniger chaotisch, sondern harmonischer und hilfreicher für dein Leben wären?

Der bewusste Geruchssinn wird dir dabei helfen, genau das zu tun und noch mehr, denn mit dem bewussten Geruchssinn kannst du alle Beschränkungen, die typisch für traditionelle Meditationsformen sind, aus dem Weg räumen.

Die Vorgehensweise des bewussten Riechens ist wie folgt:

Zeit

Stelle deinen Timer auf fünfzehn Minuten.

Position

Im Stehen oder Sitzen, wie es dir lieber ist. Mache es dir einfach bequem.

Augen

Die Augen sind beim ersten Mal geschlossen, beim zweiten Mal geöffnet.

Übung

Atme voll und gleichmäßig durch die Nase ein, mit der Absicht, die Qualität der Luft zu spüren, während sie durch deine Nasenlöcher und in die Lungen ein- und wieder ausströmt. Achte auf die allgemeinen Eigenschaften der Luft, wie den Luftdruck, die Feuchtigkeit und Frische sowie den allgemeinen Geruchssinn.

Versuche nicht, einen bestimmten Geruch zu identifizieren. Akzeptiere einfach alle Gerüche, während du die Luft in deinen Nasengängen spürst.

Sobald du die Verschiebung zu Alpha bemerkst, d.h. wenn sich dein Geist und dein Körper ruhig und entspannt anfühlen, öffne deine Augen, um mit der Meditation fortzufahren.

Was ist dir aufgefallen? Hat sich dein Körpergefühl verändert? Hat sich dein Körper entspannt? Hast du dich beruhigt?

Die meisten Menschen werden feststellen, dass sie durch das bloße Wahrnehmen von Gerüchen spürbar ruhiger werden. Wenn wir aufhören, dem Geruchssinn

Aufmerksamkeit zu schenken, ist es im Allgemeinen leicht, schnell in einen unbewussten Zustand zurückzukehren. Indem man das Bewusstsein für den Geruch über einen längeren Zeitraum aufrechterhält, wird das Gefühl der ruhigen Klarheit immer tiefer, wodurch die gewohnte Tendenz, ängstlich oder depressiv zu werden, vermindert wird.

Dein Geist und dein Körper entspannen sich beim Riechen, weil du bewusst das limbische System, das emotionale Zentrum des Gehirns, stimulierst.

Lass mich dich daran erinnern, dass du beim bewussten Riechen absichtlich mit einem Bereich des Gehirns in Kontakt kommst, der normalerweise für dein Bewusstsein unzugänglich ist, was bedeutet, dass du die Macht hast, positive Veränderungen in deinem Gehirn vorzunehmen, die mit Emotionen und vergangenen Traumata zusammenhängen. Wenn bei dieser Meditation alte, negative Emotionen oder geistige Erzählungen auftauchen, ist der beste Weg, das Gehirn umzuprogrammieren, sich mehr in den Prozess des bewussten Riechens zu entspannen und diesen aufrechtzuerhalten, bis die Negativität verschwindet. Rieche einfach bewusst weiter.

Ein weiterer wichtiger Punkt, der zu beachten ist: Sobald die Verschiebung zum Alpha-Zustand erfolgt, bemerkst du beim Öffnen der Augen, dass du automatisch peripher bewusst bist, was zeigt, dass du dich in einem bewussten Alpha-Zustand befindest. Wenn du beim Öffnen der Augen nicht das gesamte Sichtfeld wahrnimmst, bedeutet dies, dass du noch nicht in einen bewussten Alpha-Zustand übergegangen bist. In diesem Fall schließe die Augen erneut und nimm den Geruchssinn wieder bewusst wahr, indem du die Nasenwege und die Lungen beim Atmen bewusst wahrnimmst, bis du dich noch tiefer entspannst, und versuche dann, die Augen wieder zu öffnen. Wahrscheinlich siehst du jetzt generell das gesamte Sichtfeld.

Hinwcis: Du stellst vielleicht fest, dass dein Verstand versucht, bestimmte Gerüche mit einer geistigen Erzählung zu identifizieren. Wenn das geschieht, bedeutet das, dass die serielle Verarbeitung die Oberhand gewinnt, was dich schnell aus der Meditation herausholen kann. Anstatt sich in der Etikettierung von Gerüchen zu verfangen oder gegen diese Tendenz anzukämpfen, sei dir einfach in aller Ruhe bewusst, dass dies geschieht und kehre dann zum Bewusstsein aller Gerüche und dem Gefühl der Nasenlöcher zurück, wie die Luft durch sie hindurchströmt.

Sei nicht im Geringsten besorgt, wenn du nicht viel riechen kannst, denn dein Geruchssinn kann von vielen Faktoren abhängen, wie z.B. deiner körperlichen Gesundheit, deinem Alter, der Temperatur usw. Was wir wirklich anstreben, ist, zum eigentlichen Wesen des Geruchssinns zu gelangen, nämlich dem Gefühl, denn das Gefühl ist das wahre Herz des Bewusstseins. Wenn du einen schlechten Geruchssinn hast, achte bei der Übung einfach auf das Gefühl in deinen Nasenlöchern und Atemwegen.

Viele Meditationstraditionen praktizieren Atemtechniken, von denen einige recht ausgearbeitet sind. Praktisch keine von ihnen verbindet die Atmung mit der Aufmerksamkeit für den Geruchssinn, was meiner Meinung nach ein großes Versäumnis ist, denn der Geruchssinn ist für unser psychologisches Wohlbefinden von entscheidender Bedeutung.

Der moderne Mensch ist in hohem Maße süchtig nach der Verwendung des fovealen (fokussierten) Sehens, das durch die Kortisolausschüttung im Gehirn einen erregbaren, stressigen und aufgeregten Geisteszustand stimuliert. Ein Mensch, der bewusst auf den Geruch achtet, ist wahrscheinlich ein sehr ruhiger und klarer Mensch.

Ein sehr einfacher Ansatz, um mit bestimmten Arten von Angst und Depressionen umzugehen, besteht darin, sich des Geruchssinns und des Atemgefühls in hohem Maße bewusst zu werden. Wenn du das tust, wirst du vielleicht feststellen, dass du dich schnell viel besser fühlst, als ob dir eine Last von den Schultern fällt.

Schlussbemerkung: Wenn du das bewusste Riechen zum zweiten Mal übst, kannst du die Übung in der Regel schon von Anfang an mit offenen Augen durchführen.

Kapitel 9

Bewusstes Schmecken

Der Geschmackssinn ist wie der Geruchssinn ein chemischer Erkennungssinn, aber im Gegensatz zum Geruchssinn, der mehr als eine Billion verschiedener Gerüche erkennen kann, unterscheidet der Geschmackssinn normalerweise nur zwischen fünf verschiedenen Geschmacksrichtungen - süß, sauer, salzig, bitter und Fleischgeschmack, obwohl einige argumentieren, dass auch Schärfe und der Geschmack von Fett wahrgenommen wird.

Der Geschmack arbeitet mit dem Geruchssinn zusammen, um Aromen zu erkennen. Die Zunge interagiert mit der Textur des Gekauten, was dem Gehirn mehr Informationen liefert und das subjektive Geschmacksempfinden beeinflusst. Um eine Vorstellung von der Beziehung zwischen Geschmack und Geruch zu bekommen, halte dir die Nase zu und versuche dann, etwas zu schmecken. Du wirst feststellen, dass der Geschmackssinn stark eingeschränkt ist, wenn der Geruchssinn behindert wird.

Der Geschmack ermöglicht es dem Menschen, zwischen nahrhaften und toxischen Lebensmitteln zu unterscheiden. Da die Verdauungsenzyme im Speichel die Nahrung in Grundchemikalien zerlegen, werden sie von den Geschmacksknospen, die die Zunge bedecken, als Aromen erkannt. Die Zunge hat etwa zwischen 2.000 und 5.000 Geschmacksknospen. Weitere

Geschmacksknospen befinden sich im Rachen, sowie am Gaumen und an den Seiten, und am hinteren Teil des Mundes. Jede Geschmacksknospe enthält 50 bis 100 Geschmacksrezeptorzellen, die elektrische Signale an das Gehirn weiterleiten, welches dann den Geschmack erzeugt, den wir erleben.

Der Geschmackssinn ist ein Mechanismus, der sowohl Nährstoffe als auch Giftstoffe erkennt. So weist beispielsweise Süße typischerweise auf energiereiche Lebensmittel hin, während ein bitterer Geschmack vor möglichen Giften warnt.

Da die Geschmacksknospen nur wenige unterschiedliche Geschmacksrichtungen wahrnehmen können, wird ein Großteil des Geschmackssinns durch den Geruchssinn beeinflusst, welcher wiederum stark von der Luft- und Lebensmitteltemperatur beeinflusst wird. Wenn die Lebensmittel oder die Luft, in der sie verzehrt werden, kalt ist, wird der Geruchssinn behindert. Der Geschmackssinn wird also weniger genau sein. Das Erwärmen von Lebensmitteln verbessert unseren Geruchssinn, was unsere Fähigkeit zu schmecken verbessert, weshalb wir generell warme Lebensmittel bevorzugen (und Eiscreme insgesamt schwerer zu schmecken ist).

Da wir nun wissen, dass der Geschmackssinn, ebenso wie der Geruchssinn, stark von der Temperatur beeinflusst wird, arbeiten wir während der Meditation mit diesem Sinn, wobei wir uns nicht um die spezifischen Geschmacksrichtungen kümmern, die wir wahrnehmen, denn diese variieren je nach Temperatur. Achte stattdessen auf den Gesamtsinn sowie auf das Gefühl der Zunge und des Mundes im Allgemeinen.

Die Vorgehensweise des bewussten Schmeckens ist wie folgt:

Zeit

Stelle deinen Timer auf fünfzehn Minuten.

Position

Im Sitzen oder im Stehen, wie es für dich besser ist. Mache es dir einfach bequem.

Augen

Beim ersten Versuch sind die Augen geschlossen.

Übung

Werde dir des Gefühls im Mund und des allgemeinen Geschmackssinns bewusst.

Du kannst vielleicht noch Spuren von Geschmäckern entdecken, die du an diesem Tag konsumiert hast, aber versuche nicht, bestimmte Geschmacksrichtungen zu identifizieren. Sei dir einfach des Geschmackssinns und des Gefühls im Mund bewusst, als ob du den Mund zum ersten Mal erleben würdest.

Achte darauf, wann der Übergang zu Alpha erfolgt.

Wie du sehen kannst, ist der Prozess sehr einfach. Und für die meisten Menschen reicht es aus, nur auf den Geschmackssinn und das Gefühl im Mund zu achten, um innerhalb einer Minute auf Alpha-Wellen umzuschalten.

Abschließende Bemerkungen zum bewussten Schmecken

Wenn wir essen, achten wir oft nicht auf unsere Sinne, sodass wir unser Essen nur oberflächlich genießen. Weil wir nicht aufmerksam sind, neigen wir dazu, schnell zu essen und das führt zum sogenannten Überfressen, weil wir erst merken, dass wir satt sind, wenn wir bereits mehr als eine gesunde Portion gegessen haben. Langsam zu essen und während des Essens auf deine Sinne zu achten, kann dazu beitragen, die Tendenz zum Überfressen einzudämmen. Eine Verlangsamung ermöglicht es dir auch, das Essen mehr zu genießen und Nahrungsmittel nicht mehr als selbstverständlich anzusehen.

Kapitel 10

Bewusstes Fühlen

Bei bewusstem Fühlen geht es in erster Linie um das Körperbewusstsein. Dieses Bewusstsein schließt die Aufmerksamkeit auf Propriozeption und Interozeption ein. Propriozeption ist das Gefühl dafür, wo sich der Körper im Raum befindet. Es ist wie eine innere Landkarte, die dir sagt, wo sich deine Körperteile befinden, ohne dass du danach schauen musst. Interozeption ist das Gefühl für den physiologischen Zustand des Körpers. Es gibt uns Informationen über sinnliche Berührungen, Wärme, Kälte, Muskelaktivität, Schmerz, Kitzeln, Juckreiz, Hunger, Durst, das Bedürfnis zu gähnen oder zu atmen, sexuelle Erregung, Herzschlag, Vasomotorik und Fülle von Blase, Magen, Rektum und Speiseröhre.

Unser Körperbewusstsein wird auch durch Rezeptoren in unseren Gelenken, Muskeln, Bändern und im Bindegewebe ergänzt, die Auskunft über die Kompression und Dekompression der Gelenke geben. Diese Informationen wandern durch das Rückenmark und in unbewusste Teile des Gehirns. Da viele dieser Informationen unbewusst sind, wirst du dir deiner Körperposition wahrscheinlich nicht bewusst sein, es sei denn, du beabsichtigst aktiv, auf deinen Körper zu achten.

Auch wenn du dir deiner Körperposition nicht immer bewusst bist, ist dein Körper im Allgemeinen in der Lage, dich während der verschiedenen Aktivitäten im Laufe eines Tages aufrecht und stabil zu halten, weshalb ich diesen Sinn als einen allgemein unbewussten Sinn bezeichne.

Mit körperlicher Wahrnehmung meine ich nicht die Gedanken oder Meinungen über dein Aussehen, sondern die direkte sensorische Wahrnehmung des Zustands, des Gefühls und der Position deines Körpers. Ich schließe mit der Körperwahrnehmung das Gefühl des Kontaktes deines Körpers mit der Umgebung ein, wie zum Beispiel das Gefühl des Bodens unter deinen Füßen, das Gefühl des Hinterns gegen den Stuhl, das Gefühl der Berührung deiner Haut mit der Kleidung und der Luft, usw. Das gesamte innere und äußere Zusammenspiel von Körperempfindungen.

In der medizinischen und psychologischen Literatur wird beschrieben, dass ein erhöhtes Körperbewusstsein zu einer Verschlimmerung der Symptome von Angst- und Panikstörungen und zu einer Zunahme von Schmerzen führt. Der Grund für dieses Ergebnis ist, dass die medizinische und psychologische Gemeinschaft *das Bewusstsein* als Fokuspunkt definiert hat. Wenn wir uns auf die körperlichen Symptome konzentrieren, denken wir über die Symptome nach und erleben eine Verschlimmerung der Symptome, die uns zu Zuständen hoher Angst führen können.

Diese medizinisch/psychologische Vorstellung von Körperbewusstsein unterscheidet sich grundlegend von dem, was Körper-Geist-Praktiker unter Bewusstsein verstehen. Körper-Geist-Praktizierende leiten ihre Vorstellung von Achtsamkeit aus einer entspannten Wahrnehmung ab, nicht aus einer ängstlichen.

Viele Körper-Geist-Modalitäten, wie Tai Chi, Yoga, Feldenkrais, Alexander-Technik und Atemübungen zielen darauf ab, die Körperwahrnehmung zu verbessern, aber wir könnten die traditionelle Meditation als ein Beispiel für den entspannten Körper-Geist-Ansatz ansehen.

In traditionellen Meditationsformen konzentriert man sich auf die Ausgrenzung von allem anderen, während man sich entspannt. Da die Körper-Geist-Modalitäten eine entspannte Konzentration verwenden, kommt das daraus resultierende Bewusstsein aus einem Alpha-Hirnwellen-Zustand, was zu positiven, medizinischen und psychologischen Ergebnissen führt. Eine angespannte oder ängstliche Konzentration auf Gefühle würde einen Beta-Wellen-Zustand widerspiegeln, der zu erhöhter Ängstlichkeit und der von der medizinischen Gemeinschaft festgestellten Tendenz zu negativen Ergebnissen führt.

Tatsächlich belegen zahlreiche Studien die Vorteile eines entspannten Körperbewusstseins. Diese Studien deuten darauf hin, dass Körperbewusstsein, wie es in Körper-Geist-Praktiken verwendet wird, dazu beitragen kann, Krankheiten zu lindern, wie zum Beispiel chronische Schmerzen im unteren Rückenbereich

(Mehling et al.), kongestive Herzinsuffizienz (Baas et al.), chronische Niereninsuffizienz (Christensen et al.) und Reizdarmsyndrom (Eriksson et al.).

Aufgrund unseres Verständnisses des Bewusstseinsparadoxons (Kapitel 5) geht die *Total Embodiment Method* einen Schritt weiter als der traditionelle Körper-Geist-Ansatz. Anstatt sich auf einen bestimmten Punkt des Körpers zu konzentrieren, entspannen wir uns in das Bewusstsein des gesamten Körpers hinein.

Entgegen der ersten Intuition macht uns ein entspanntes Gesamtbewusstsein bemerkenswert sensibel für subtile, körperliche Hinweise, ohne Angst zu erzeugen, ähnlich wie wir das subtile Blinken von dämmrigen Sternen besser sehen können, wenn wir unsere Aufmerksamkeit auf das periphere Sehen lenken.

Hier ist der TEM-Prozess der bewussten Körperwahrnehmung:

Zeit

Lasse zwischen den einzelnen Schritten etwa eine Minute verstreichen. Die Gesamtzeit der Sequenz muss für deine erste Erfahrung nicht länger als fünfzehn Minuten betragen.

Position

Mache es dir anfangs einfach bequem, an einem Ort ohne zu viele Ablenkungen. Wenn du dazu neigst, im Liegen einzuschlafen oder müde zu werden, solltest du dich stattdessen aufrecht hinsetzen oder die Übung im Stehen durchführen.

Augen

Offen oder geschlossen, wie du willst.

Übung

Wir werden den Körper zunächst in Bereiche aufteilen, um uns den Prozess der Körperwahrnehmung zu erleichtern. Bitte beachte, dass dieser Ansatz nur vorübergehend ist. Wir werden bald in das volle Körperbewusstsein als unsere Standardpraxis übergehen.

Während du diese Übung durchführst, kann deine Aufmerksamkeit auf bestimmte Schmerzen oder Beschwerden gelenkt werden. Anstatt dich auf spezifische Punkte zu konzentrieren, richte deine Aufmerksamkeit einfach wieder auf den gesamten Bereich, an dem du arbeitest. Richte dich dabei nach den untenstehenden Schritten und stelle die schmerzhaften oder unangenehmen Punkte in den Hintergrund deiner Aufmerksamkeit.

Setze dich bequem hin, während du deinen Füßen volle Aufmerksamkeit schenkst und sie bewusst entspannst.

Als nächstes fühle lebhaft den Bereich zwischen deinen Knöcheln und Knien, und entspanne diese Bereiche bewusst.

Fühle jetzt den Bereich von deinen Knien bis hin zu deinen Hüften und entspanne diesen Bereich bewusst.

Wenn du bereit bist, fühle lebhaft den Bereich von der Hüfte bis zum unteren Brustkorb und entspanne ihn.

Als nächstes sollte sich deine Aufmerksamkeit auf den Bereich zwischen deinen unteren Rippen und deinem Schlüsselbein richten. Entspanne auch diesen Bereich.

Wenn du dich für den nächsten Schritt bereit fühlst, achte auf den Bereich zwischen deinem Schlüsselbein und deinem Kopf. Entspanne den Bereich.

Fühle jetzt den Bereich zwischen deinem Schlüsselbein und deinen Ellenbogen. Entspanne diesen Bereich bewusst.

Beachte als nächstes den Bereich zwischen deinen Ellenbogen und deinen Handgelenken. Entspanne dich.

Fühle jetzt deine Hände und Finger. Entspanne dich vor allem in diesem Bereich.

Achte schließlich auf deinen gesamten Körper, sowohl von innen als auch von außen, und entspanne den gesamten Körper so, dass gerade genug Spannung vorhanden ist, um dich aufrecht zu halten.

Abschließende Bemerkungen zum bewussten Fühlen

Du wirst vielleicht feststellen, dass die Beachtung und Entspannung der oben beschriebenen Körperbereiche ein Gefühl der Leichtigkeit in diesen Bereichen erzeugen. Vielleicht bemerkst du auch, dass die Aufmerksamkeit auf den gesamten Körper dich schnell in einen bewussten Alpha-Wellen-Zustand versetzt. Umgekehrt ist es fast garantiert, dass die Fokussierung des Geistes auf einen bestimmten Schmerz oder ein Unwohlsein dazu führt, dass der Geist in die Beta-Welle übergeht, was nur noch mehr Schmerzen und Unwohlsein verursacht.

Betawellen-Zustände sollten nicht mit Bewusstsein assoziiert werden, denn diesem grundlosen Zustand fehlt der Kontext. Mit kontextbezogenem Bewusstsein zu fühlen, nämlich durch die Alpha-Welle, verbessert die Durchblutung, reduziert Entzündungen und entspannt das gesamte Nervensystem, sodass sich der Körper zu erholen beginnt.

Eine letzte Anmerkung zur Körperwahrnehmung: Menschen neigen dazu, Bewusstsein mit Anspannung zu assoziieren, weil uns oft gesagt wird, dass wir unsere Aufmerksamkeit ausschließlich auf eine Sache richten sollen (Beta-Welle), das wird z.B. Kindern in der Schule gesagt. Unsere Aufmerksamkeit auf etwas zu richten, wie wir es in der Schule gelernt haben, versetzt uns in einen Anspannungszustand. Wegen der seit langem bestehenden Verwirrung zwischen Bewusstsein und Aufmerksamkeit, die eigentlich *eine Anspannung* ist, kann es etwas Übung erfordern, dem Gehirn beizubringen, wie es sich aus der Gewohnheit der Beta-Welle heraus und in das Bewusstsein hinein entspannen kann.

Ja, es ist möglich, sich des gesamten Körpers bewusst zu sein, während man geistig angespannt ist, aber dieser Ansatz wird tendenziell nicht zu positiven, gesundheitlichen Ergebnissen führen, da er dem Körper schnell Energie entzieht. Damit der Heilungsprozess funktioniert, sind Entspannung und Energieerhaltung von entscheidender Bedeutung, weshalb die meisten Erholungsprozesse unseres Körpers im Schlaf stattfinden. Das Geheimnis des Fühlens und Heilens besteht darin, zu lernen, sich in den Prozess zu entspannen, damit das Gehirn nicht so viel Energie verbraucht.

Kapitel 11

Abschließende Gedanken zu den Portalen der Sinne

Du wirst vielleicht feststellen, dass die wissenschaftliche Beschreibung jedes Sinnes mit Aussagen wie dieser endet: „Die elektrischen Signale werden zum Gehirn weitergeleitet, das dann die Empfindung erzeugt, die du erlebst." Was diese Aussagen wirklich bedeuten, wenn die Theorie stimmt, ist, dass das Gehirn sich die Realität tatsächlich auf der Grundlage der damit verbundenen Erinnerungen vorstellt. In der wissenschaftlichen Literatur hätte man genauso gut schreiben können: „Die elektrischen Signale gelangen zum Gehirn, wo ein großes Geheimnis des Bewusstseins geschieht, das wir noch nicht verstehen."

Die Erkenntnis, dass das meiste von dem, was wir von der Welt wahrnehmen, eine Schöpfung des Gehirns (oder seiner Projektion) ist, kann sehr hilfreich für den meditativen Prozess sein. Wir können beginnen, unsere Denkweise von der Vorstellung zu entfernen, dass die Welt einfach nur um uns herum und tote Materie ist. Wenn wir die Welt als tote Materie betrachten, neigen wir dazu, den Respekt vor ihr, vor unserer Umwelt und vor unseren Körpern zu verlieren. Die materialistische Sichtweise neigt dazu, das Bewusstsein abzutöten und das entspricht nicht dem Prozess der Meditation.

Sobald du erkennst, dass das, was du wahrnimmst, zumindest zu einem großen Teil vielleicht nur in deinem Gehirn vorkommt, kannst du anfangen, das, was dein Gehirn wahrnimmt/projiziert, mit großer Neugierde zu betrachten, sozusagen mit frischen Augen, ohne davon auszugehen, dass das, was du von der Welt oder von dir selbst wahrnimmst, letztendlich wahr ist.

Das Herzstück der Meditation ist die Fähigkeit, das Bewusstsein ständig zu erneuern, sodass unsere Wahrnehmung von den vielen konzeptuellen Fallen des Geistes befreit werden kann. Das Ergebnis dieses Prozesses ist, dass man so direkt wie möglich mit dem Moment, wie er sich darstellt, in Kontakt treten kann und weniger von den Überlegungen des Geistes gefesselt ist.

Auch wenn unser Gehirn in Wahrheit unseren Realitätssinn ausschließlich auf der Grundlage elektrischer Signale und damit verbundener Erinnerungen erzeugt, sollten wir dennoch sehr genau auf alles achten, was wir wahrnehmen, denn in der Natur des Gewahrseins liegt der transformative Wert der Meditation. Was das Bewusstsein dir konkret zeigt, ist weit weniger wichtig als die Tatsache, dass unser Gehirn sich voll und ganz auf das Bewusstseinsspiel, die Meditation, einlässt.

Der Trick ist, wenn wir einmal das Bewusstseinsspiel spielen, sollten wir nicht aufhören. Spiele mit dem Bewusstsein in jedem Moment, in dem du kannst. Je mehr du das Spiel spielst, desto leichter wird es für das Gehirn sein, dein Bewusstsein aufrechtzuerhalten, denn das Gehirn lernt im Laufe der Zeit, uns einen größeren Zugang zum Bewusstsein zu ermöglichen.

Nachdem wir nun die bewusste Umstellung auf die Alpha-Welle durch die Portale der einzelnen Sinne erlebt haben, können wir das Bewusstseinsspiel einen Schritt weiterführen, indem wir die Sinne so kombinieren, dass eine harmonische Wirkung entsteht. Ein harmonischer Effekt ist ein Effekt, der größer ist als die Summe seiner Teile. Nehmen wir zum Beispiel das Summen und Pfeifen: Diese Töne, getrennt voneinander, erzeugen einen spezifischen, energetischen Effekt, aber wenn sie miteinander kombiniert werden, erzeugen sie einen völlig neuen, energetischen Effekt, der über das Summen und Pfeifen hinausgeht.

Ein Beispiel für den harmonischen Effekt findest du unter
https://richardlhaight.com/harmonic

Lass uns das Spiel noch mehr verbessern!

Teil III

Grundlegende TEM-Praxis

Natürlich ist ein vielfach missverstandenes Wort, denn in Wahrheit ist alles im Universum per Definition natürlich. Wenn ich also den Begriff „natürlich" verwende, beziehe ich mich auf die instinktiven Qualitäten, die im Menschen entstehen würden, wenn er in einer Umgebung aufwächst, die ein kontextuelles, sensorisches Bewusstsein unterstützt, wie die eines Jägers und Sammlers: eine Situation, in der sich der Mensch höchstens bis zu den letzten paar tausend Jahren befand. Es wird dich vielleicht überraschen, dass die Menschen an verschiedenen Orten der Erde immer noch unter dem „natürlichen" Druck des Überlebens als Jäger und Sammler leben.

Die Mehrheit der Menschen in der modernen Zivilisation glauben, dass wir es viel besser haben als die Jäger und Sammler, aber unser moderner Lebensstil bringt gewisse Nachteile mit sich, die weitgehend unbemerkt geblieben sind. Wir neigen dazu, eine viel höhere Prävalenz von psychischen Störungen zu haben als Jäger und Sammler. Unser Körper ist im Allgemeinen weit weniger geeignet, mit den Anforderungen des Lebens in der Natur umzugehen, weil wir unsere Häuser hyperisolieren und wir dazu neigen, zu viel und zu oft zu essen. Ob du es glaubst oder nicht, es gibt gewisse gesundheitliche Vorteile, wenn man sich seiner Umgebung bewusst ist, fastet und regelmäßig Umweltstressoren wie z.B.

Temperaturextremen ausgesetzt ist. In vielerlei Hinsicht leiden unser Geist und unser Körper unter zu viel Konzentration, zu viel geistigem Stress und nicht genug Umweltdruck, um unser Bewusstsein zu erden und unseren Körper zu stärken.

Weil das Leben in der modernen Zivilisation so einfach ist, sterben weit mehr von uns an Krankheiten, die mit Übergewicht zusammenhängen, als an Hunger. Tatsächlich ist das Verhungern in der modernen Welt fast nicht präsent und das ist ein wunderbarer Segen. Aber wenn wir in Anbetracht unserer Lebensumstände ein lebhaftes, gesundes Leben führen wollen, können wir damit beginnen, die einfachen, gesunden Lektionen zu lernen, die der natürliche Lebensstil von Jägern und Sammlern zu bieten hat, einschließlich der Vorteile des bewussten Einsatzes der Sinne, der Körperwahrnehmung, des Fastens und der Gewöhnung des Körpers an Wetterextreme.

Verstehe mich nicht falsch: Ich sage nicht, dass der Jäger-Sammler-Lebensstil besser ist. Ich habe Zeit mit Jägern und Sammlern verbracht, die noch vor 30 Jahren Kopfgeldjäger waren. Einige der Stammesangehörigen, die ich traf und bei denen ich blieb, haben sicherlich während ihres Lebens Köpfe zu Fall gebracht. Ich will niemanden idealisieren. Aber, um ehrlich zu sein, auch sie besitzen gewisse Weisheiten, genau wie wir. Wir sollten von jedem, der diese Weisheit zu bieten hat, alles lernen, was wir können.

In vielerlei Hinsicht hatten Samurai und Jäger und Sammler viel gemeinsam, was wahrscheinlich der Grund dafür ist, dass ich mich den Jägern und Sammlern, die ich kennengelernt habe, so nahe fühlte. Wie Jäger und Sammler wussten auch die Samurai, wie wichtig es ist, jederzeit voll bewusst und körperlich gesund zu sein. Sie hatten weder eine Versicherung, die sie im Falle eines Fehlers abdeckte, noch hatten sie eine Notaufnahme um die Ecke im Falle eines Unfalls.

Viele von uns in der modernen Welt nehmen unsere Gesundheit als selbstverständlich hin, weil wir wissen, dass wir ein Sicherheitsnetz haben. Natürlich hat nicht jeder ein perfektes Versicherungssystem, aber wir alle in der modernen Zivilisation haben ein größeres Sicherheitsnetz als die Jäger und Sammler dieser Welt. Allein das Wissen, dass wir diesen Schutz haben, kann uns in einen Zustand unaufmerksamer Unachtsamkeit bringen. Ein Beispiel für unseren unachtsamen Zustand kann man leicht an den unvorsichtigen Handlungen der Camper erkennen, die über ihre Knie Stöcke für das Lagerfeuer zerbrechen. Ein Jäger und Sammler würde niemals Stöcke mit seinem Körper brechen, weil er weiß, dass dies zu einer Verletzung führen kann. Wenn dein Überleben davon abhängt, dass du jeden Tag meilenweit laufen musst, um Lebensmittel und Vorräte zu bekommen, dann kann sogar eine kleine Verletzung dein Leben in Gefahr bringen und die

Überlebenschancen deines Stammes schwächen. Vorsicht und Bewusstsein sind sowohl für das Überleben als auch für ein gesundes Gehirn unerlässlich, daher ist es klug, so zu verfahren, als ob wir kein Sicherheitsnetz hätten.

Der TEM-Ansatz nimmt die beste Weisheit der Samurai und der Jäger und Sammler auf und versucht, sie in unserem täglichen Leben anzuwenden, sodass wir lebendiger und gesünder werden können, während wir immer noch von den Sicherheitsnetzen der Gesellschaft Gebrauch machen können.

Wenn du TEM praktizierst, denke bitte daran, dass es sich in dein tägliches Leben einfügen soll, während es dich gleichzeitig herausfordert, auf allen Ebenen bewusster zu sein. Die TEM soll dein Gehirn herausfordern, damit es flexibler, bewusster und im Einklang mit dem Leben in diesem Augenblick wird. Dein Gehirn ist dein wichtigstes Werkzeug. Es wäre ratsam, es lebendig und gesund zu erhalten.

In Teil III fügen wir den Sinnesportalen der Meditation, die du in Teil II kennengelernt hast, einen zusätzlichen Schritt hinzu, nämlich das sphärische Bewusstsein. Durch die Kombination dieser Portale wird eine Synergie entstehen, die größer ist als die Summe ihrer Teile. Die kombinierten Schritte bilden die Krieger-Meditation, die die grundlegende TEM-Praxis-Methode darstellt.

Wenn wir die Krieger-Meditation erst einmal erforscht haben, werden wir die richtige Denkweise der Meditation lernen, wie wir mit geistigem Widerstand umgehen und wie wir mit der Praxis immer flexibler werden, sodass wir beginnen können, TEM gründlicher in unser aktives Alltagsleben zu integrieren.

Kapitel 12

Sphärisches Bewusstsein

Wie ich in der Einleitung dieses Buches erwähnt habe, nutzten Osaki Sensei und ich die fünf Sinnesportale nicht als unsere Meditationsmittel während unseres Trainings. Ich meditierte mit den fünf Sinnen, bevor ich in Osaki Senseis Dojo eintrat. Aufgrund der intensiven Körperwahrnehmung, die wir bereits durch unser Kampfkunsttraining erreicht hatten, brauchten wir keine Hilfe, um zu der Meditationsebene zu gelangen, die ich hier als sphärisches Bewusstsein beschreibe. Ich habe die Sinne in den Meditationsprozess einbezogen, um Anfänger auf die Meditationsstufe zu heben, mit der Osaki Sensei und ich in Japan gearbeitet haben.

Sphärisches Bewusstseinstraining ist äußerst nützlich für Kampf-, Heil- und Meditationskünste. Die Methode ist einzigartig. Vor unserer Entdeckung hatte ich noch nie von einer solchen Methode gehört. Nach dem, was mir seither von Meistern bestimmter anderer Traditionen erzählt wurde, bin ich mir fast sicher, dass ich nicht der Erste bin, der sie entdeckt hat, auch wenn ich vielleicht einer der ersten bin, der die Methode in Worte fasst. So sind wir auf diese Trainingstechnik gekommen.

Wir begannen, diese Trainingsmethode zu enthüllen, als wir gegenseitig Sotai-ho an uns ausübten. Sotai-ho ist eine japanische therapeutische Kunst, für die ich eine Lizenz erhalten habe. Bei unseren Erkundungen mit Sotai-ho bemerkten wir ein gewisses leichtes, erfüllendes Gefühl im Körper. Sobald wir uns diesem Gefühl ausreichend bewusst wurden, versuchten wir, es rein durch Meditation zu erreichen.

Wir entdeckten, dass wir das erhöhte Bewusstsein nutzen konnten, um unseren eigenen Körper nach schwerfälligen Stellen zu durchsuchen und allein durch die leichte Absicht, auf diese Stelle zu achten, stellten wir fest, dass unsere Körper von selbst begannen, sich zu bewegen, sich auszudehnen und den ehemals schwerfälligen Bereich zu öffnen. Zuerst waren wir ehrlich überrascht und sogar ein wenig erschrocken über diese Erfahrung.

Nach diesem Erlebnis begann ich, das Nervensystem zu erforschen, in der Hoffnung, dass ich herausfinden würde, was passiert war und ich war erleichtert, als ich entdeckte, dass es eine wissenschaftliche Erklärung für das Phänomen gab. Ich war erfreut zu entdecken, dass die automatische Bewegung das Ergebnis eines stark stimulierten Nervus Vagus war, der eine Reaktion des autonomen Nervensystems auslöste, speziell im Parasympathikus, was unbewusste Bewegungen verursacht und die Erholung und Heilung im Körper anregt.

Wenn wir hören, dass sich der Körper eines Menschen unbewusst bewegt, neigen wir dazu, dies als ziemlich gespenstisch oder zweifelhaft zu empfinden, aber wir alle haben schon einmal unbewusste, parasympathische Bewegungen erlebt. Wir tendieren dazu, die Seltsamkeit zu übersehen, da es öfter vorkommt. Gähnen ist ein perfektes Beispiel für eine unbewusste, parasympathische Bewegung.

Gähnen ist eine Reaktion des parasympathischen Nervensystems auf Stress oder Müdigkeit. Die Bewegung, die Dehnung und die Atmung, die durch das Gähnen angeregt werden, werden von uns nicht bewusst kontrolliert, obwohl wir uns bewusst sind, dass dies zu diesem Zeitpunkt geschieht. Gähnen hilft dem Körper sich zu entspannen und das System ins Gleichgewicht zu bringen.

Was Osaki Sensei und ich erlebten, war eine sehr energische Version des Gähnens, die unerwartete Dimensionen annahm und eine ausgleichende Wirkung auf den Körper hatte, welche Entzündungen verringerte und das entspannte Bewusstsein stark steigerte. Was ich jetzt als vagale Atmung unterrichte, ist eine grundlegende Möglichkeit für Anfänger/-innen, einige dieser Effekte zu nutzen.

Obwohl die therapeutische Wirkung des meditativen Bewusstseins, das wir angezapft haben, ungeheuer inspirierend war, war der wahre Augenöffner die Wirkung auf unser Kampfkunsttraining. Zusammen mit vielen anderen positiven Auswirkungen stellte ich fest, dass meine Fähigkeit, verschiedene Techniken auszuführen, in die Höhe geschossen war. Als Sensei meine Verbesserung sah, begann er mich mit fortgeschrittenen Fähigkeiten im Umgang mit dem Schwert, dem Stab und der offenen Hand vertraut zu machen, wobei er das Gefühl, das wir aus unseren Therapie- und Meditationsexplorationen entdeckt hatten, als Motor für unsere Bewegung nutzte.

Mit unserem neuen Ansatz stellten wir fest, dass sich jeder Aspekt meines Könnens dramatisch verbesserte. Innerhalb weniger Jahre erhielt ich die Meisterlizenzen in den vier Samurai-Künsten, die Sensei damals gelehrt hatte. Sensei ehrte mich mit der enormen Verantwortung, diese alten Traditionen mit Hilfe unseres neu gefundenen Ansatzes zu lehren. Bitte erlaube mir, mein Wissen mit dir zu teilen.

Sphärische Bewusstseinsübung

Stelle dir ein leichtes, angenehmes Gefühl in deiner Brust vor. Sobald du ein Gefühl für dieses Empfinden bekommen hast, verteile es in deinem gesamten Körper. Wenn du feststellst, dass es Bereiche deines Körpers gibt, die gegen dieses leichte Gefühl resistent zu sein scheinen, dann erinnere dich an das, was ich vorher in diesem Kapitel als schwerfällige Bereiche in meinem Körper beschrieben habe. Versuche zu diesem Zeitpunkt nicht, diese Bereiche zwanghaft aufzulösen. Nimm sie einfach zur Kenntnis, ohne dich auf sie zu konzentrieren.

Stelle dir als nächstes vor, dass sich ein leichtes, angenehmes Gefühl über deinen Körper hinaus kugelförmig ausbreitet, um eine positive Atmosphäre in dem Raum um dich herum zu schaffen. Achte darauf, dass dein Gefühl nicht an manchen Oberflächen aufhört, sondern sich direkt durch sie hindurch bewegt. Wände, Böden und Decken müssen deine Absicht oder dein Bewusstsein nicht einschränken, also breite deine Gefühle und deine Intention sanft über diese Dinge hinaus aus.

Wenn du diese einfache Übung durchführst, wird deine Haltung und deine Atmung auf subtile oder nicht so subtile Weise positiv verändert, denn dein Nervus Vagus wird in hohem Maße darauf reagieren. Diese vorteilhaften Veränderungen werden deinen Blutdruck, deine Herzfrequenz, deine Verdauungsprozesse, deinen Geisteszustand und ... einfach alles beeinflussen. Menschen und Tiere um dich herum werden unbewusst anders auf dich reagieren, wenn du auf diese Weise sphärisch bewusst bist.

Was Osaki Sensei und ich während unseres Trainings entdeckten, war, dass Entspannung der Schlüssel zu vielen positiven Auswirkungen dieser Übung ist. Wenn du zu viel Spannung in diesen Prozess bringst, werden Körper und Gehirn schnell ermüden, versuche also nicht, dein Gefühl über den Körper hinaus zu zwingen. Genieße stattdessen den Prozess, als ob du ein Engel wärst, der seine

Flügel ausbreitet. Erlaube deinem Gefühl, frei von den Grenzen deines Körpers zu sein, aber versuche nicht, dem Körper zu entkommen. Lasse stattdessen zu, dass sich das Gefühl vom Kern des Körpers aus auf den Rest der Welt ausdehnt.

Erwarte natürlich nicht, dass du die Objekte, durch die sich dein Gefühl bewegt, physisch spürst, denn das wird wahrscheinlich nicht passieren. Genieße stattdessen einfach das Gefühl des leichten, geräumigen Bewusstseins, das diese Übung in dein Leben bringt.

Eine der Herausforderungen, die diese Übung erschweren können, ist unser entwickelter Sinn für Propriozeption, d.h. unser Bewusstsein dafür, wo sich unser Körper im Raum befindet. Die Propriozeption sagt dir nicht nur, wo du dich befindest, sondern auch, wo dein Körper aufhört. Natürlich ist dieser Sinn überlebenswichtig, damit man zum Beispiel nicht von einer Klippe fällt. Es gibt aber einen Nachteil der unbewussten Propriozeption, der darin besteht, dass sie ein starkes Gefühl erzeugen kann, dass dich von allem um dich herum abtrennt, wobei selbst die Wissenschaft sagen würde, dass dies nicht der Fall ist.

Jedes Atom besteht aus Teilchen, von denen einige elektrisch geladen sind. Was du als physikalische Berührung empfindest, ist in Wirklichkeit der Widerstand der Kerne in deinen Atomen, wenn sie in die Nähe der Kerne anderer Atome kommen. Die Kerne berühren sich nie wirklich. Kein Atomkern in deinem Körper hat jemals einen anderen tatsächlich berührt, aber die Kräfte innerhalb der Atome, die sich gegenseitig anziehen und abstoßen, erzeugen das, was wir als Berührung und Entfernung erleben. Sie spüren tatsächlich die Kräfte der Atome, was von deinem Gehirn als Körperlichkeit interpretiert wird.

Wenn wir die Idee der Energiefelder als unser Modell verwenden, können wir uns unser Energiefeld einfach als eine positive, gesunde Kraft vorstellen, die sich nach außen zum Nutzen von allem um uns herum ausbreitet.

Mit Angst umgehen

Bestimmte Personen können viszerale Angst erleben, wenn sie das sphärische Bewusstsein üben. Eine solche Angst ist ein Anzeichen für ein traumatisiertes Nervensystem, das gewöhnlich darauf zurückzuführen ist, dass wir in einer Weise ausgenutzt wurden, die uns dazu veranlasst hat, uns zu schützen. So könnten Opfer von Vergewaltigung, emotionalem oder körperlichem Missbrauch dazu neigen, die sphärische Bewusstseinsübung zu fürchten, weil sie unbewusst ihre Energien nach innen gezogen haben. Die Neigung, sich nach innen zu ziehen, beginnt mit dem Wunsch, sich vor der Welt zu verstecken und deutet auf ein Nervensystem hin, das im Beutemodus feststeckt.

Das Problem mit dem Feststecken im Beutemodus ist, dass er tatsächlich Raubtiere anzieht, die ständig nach energieschwachen Individuen suchen. Das Zurückziehen in uns selbst erzeugt eine sehr schwache Energie, die sich in unserer Haltung, unseren Emotionen, unseren Aktionen und Reaktionen in jedem Moment unseres Lebens zeigt. Im Beutemodus festzusitzen, ist, als hielte man eine Leuchtreklame über den Kopf, auf der steht: „Ich bin eine Zielscheibe." Narzisstische und soziopathische Personen sind besonders geschickt im Lesen dieses Zeichens.

Als wir ursprünglich traumatisiert wurden, hatten wir natürlich keine bessere Möglichkeit, als uns in uns selbst zurückzuziehen. Aber jetzt, wo du dich in dem sphärischem Bewusstsein übst, hast du nicht nur ein Mittel, um das Trauma zu heilen, sondern auch ein Mittel, um dein Nervensystem aus dem Beutemodus herauszuziehen, sodass du wieder voll und ganz mit dem Leben interagieren kannst.

Viele Lehren mögen sagen, dass du deine Energien nicht öffnen solltest, aber diese Lehren beziehen sich wirklich auf emotionale Energien, nicht auf das Bewusstsein. Wenn du sehr emotional bist, kann dich das natürlich in Gefahr bringen. Emotionen haben ihren Platz, aber wir sollten vorsichtig sein, mit wem wir sie teilen. Das Bewusstsein dagegen ist eine Eigenschaft, die ein Raubtier bei potenziellen Zielpersonen fürchtet.

Denke an jede Person, die du stark respektierst. Die Chancen stehen gut, dass diese Menschen sich für dich groß anfühlen, energetisch gesehen. Sie stehen aufrecht und drücken sich authentisch aus. Sie scheinen weise, aber furchtlos zu sein, was wahrscheinlich der Grund ist, warum du sie respektierst. Die Natur respektiert das Bewusstsein und sie unterdrückt die Schwäche.

Energetische Schwäche darf nicht mit Entspannung verwechselt werden, denn energetische Schwäche ist eigentlich ein Zeichen für einen höchst ängstlichen Zustand. Ebenso ist energetische Härte nicht mit Stärke gleichzusetzen, denn energetische Härte ist nur eine weitere Form der Unsicherheit, die sich durch das Tragen einer starken Maske zu tarnen versucht. Ein entspanntes Bewusstsein bringt genau die Balance, die wir suchen.

Abschließende Gedanken zum sphärischen Bewusstsein

Die sphärische Bewusstseinsübung ist durchaus ihr Training wert, aber wenn du irgendwelche Schwierigkeiten damit hast, verbringe etwas zusätzliche Zeit damit, die Sinnesportale zu üben, die wir in den vorherigen Kapiteln erforscht haben, sodass dein Gehirn immer flexibler wird. Wenn das Gehirn an Flexibilität und

Bewusstsein gewinnt, wird das sphärische Bewusstsein leichter zu erreichen sein und immer weniger Aufwand erfordern. Ein Markenzeichen eines Meister-Samurai war es, dass er sich immer sphärisch bewusst war. Mit etwas Übung wirst du das auch schaffen.

Und schließlich gibt es viele Möglichkeiten, diese Methode zu modifizieren. Was ich hier geteilt habe, ist nur eine von fast unendlichen Möglichkeiten. Unabhängig davon, welche dieser Methoden du praktizierst, der Schlüssel zum Erfolg ist derselbe. Erweitere dein Bewusstsein vom Kern deines Körpers aus in alle Richtungen gleichermaßen. Da die menschlichen Sinne dazu neigen, nach vorne zu projizieren, ist unser Gehirn etwas stumpf im Bewusstsein über, unter und an den Seiten unseres Körpers. Obwohl diese Richtungen schwach sind, sind wir am schwächsten im Bewusstsein direkt hinter unserem Körper.

Da wir uns der Schwächen unseres Bewusstseins bewusst sind, ist es ratsam, diesen schwächeren Richtungen etwas mehr Aufmerksamkeit zu widmen, um ein ausgewogeneres Gehirn zu schaffen.

Kapitel 13

Die Krieger-Meditation

Die Krieger-Meditation ist die grundlegende TEM-Meditationspraxis der Stufe 1. Sie schafft eine neuronale Grundlage, die schließlich das Bewusstsein in dein aktives, tägliches Leben durchsickern lässt. Ähnlich wie der Meister-Samurai, der selbst im Chaos des Kampfes eine enorm ruhige Klarheit findet, kannst auch du mit Übung ruhige Klarheit in deinem aktiven Alltagsleben finden.

Um sich ein geistiges Bild von der Krieger-Mediation zu machen, stelle dir ein Schlachtfeld-Szenario vor, in dem ein einzelner Samurai von mehreren Gegnern umgeben ist, die ihn töten wollen. Die Aufmerksamkeit eines Neulings springt von Gegner zu Gegner in dem ängstlichen Versuch, sich zu verteidigen. Er wird bald müde und besiegt sein. Ein erfahrener Krieger breitet seine Aufmerksamkeit gleichmäßig in alle Richtungen aus, erlebt aber dennoch Angst, wenn er seine Taktik mental plant. Seine Gedanken und Ängste können sein Untergang sein, wenn seine Gegner wirklich geschickt sind. Die Aufmerksamkeit des Meisters ist, wie die des Experten, gleichmäßig verteilt, aber er ist so ruhig wie ein stiller Teich. Ohne daran zu denken, was seine Handlungen sein könnten, führt sein Körper die richtige Handlung aus, je nachdem, welche Erfordernisse der Augenblick von ihm verlangt.

Du fragst dich vielleicht, inwiefern die Erfahrungen der Samurai deinem modernen Leben ähneln. Schließlich versuchen keine Armeen oder Attentäter, dich oder deine Stadt anzugreifen.

Doch in einem Punkt gleichen wir uns: Mit unserem geschäftigen Leben haben wir, genau wie die Samurai, keine Zeit, stundenlang am Tag zu meditieren. In der stressigen, hektischen Welt, in der wir leben, brauchen wir stattdessen eine Meditation, die unser Handeln aus einer Tiefe des Bewusstseins heraus ermöglicht. Die *Krieger-Meditation* hilft dir, auf natürliche Weise Zugang zu dieser Tiefe zu bekommen und dir selbst Ausdruck zu verleihen.

Da du durch das Lesen als Anfänger im TEM-Prozess fast sicher in der Beta-Welle gehalten wirst, schlage ich vor, dass du, bevor du die Krieger-Meditation ausprobierst, die Meditationsschritte durchliest, um dich mit dem Prozess vertraut zu machen. So musst du nicht lesen, während du die Meditation ausprobierst. Nachdem du dich mit den Schritten der Krieger-Meditation vertraut gemacht hast, lege das Buch beiseite und probiere es aus.

Hinweis: Wir werden die Sinne als Portal in die Meditation benutzen, also, falls dir einer der fünf primären Sinne fehlt, mach dir keine Sorgen, da das Gehirn das Fehlende kompensieren wird. Wenn du zum Beispiel taub bist, kannst du in der Phase, in der wir auf den Gehörsinn achten, einfach auf das Gefühl deiner Ohren achten. Auf diese Weise landest du am selben Ort wie jemand, der alle fünf Sinne besitzt.

Zeit

Im Allgemeinen dauert deine erste Erfahrung mit der Krieger-Meditation zwischen fünfzehn und zwanzig Minuten. Die Zeit wird von Person zu Person unterschiedlich sein, weil es viel wichtiger ist, sich durch den Prozess zu fühlen. Wenn du mit den Schritten vertraut bist und die Krieger-Meditation einige Male erlebt hast, ist es gut, einen Timer für eine Dauer deiner Wahl einzustellen, damit du während der Übungseinheiten nicht über die Zeit nachdenken musst.

Position

Mach es dir einfach bequem. Ich empfehle, dich zunächst nicht hinzulegen, da du möglicherweise müde wirst und in den Schlaf abdriften könntest. Sobald dein Körper eine Verbindung zwischen Meditation und Schlaf herstellt, wird es äußerst schwierig sein, während der Meditation wach zu bleiben.

Augen

Offen für die grundlegende Übung.

Prozess

Beginne die Krieger-Meditation mit mehreren vagalen Atemzügen, die deinen Körper und Geist schnell entspannen. Hier ist eine Zusammenfassung des in Kapitel 3 beschriebenen Prozesses der vagalen Atmung:

- Nimm einen vollen Atemzug und benutze den Atem, um die Lungen auf eine Weise zu dehnen, die sich wirklich gut anfühlt. Du kannst Bauch, Wirbelsäule, Schultern und Nacken verwenden, um den Dehnungsdruck zu verändern. Es soll sich gut anfühlen. Langsam ausatmen. Wiederholen.
- Besuche www.richardlhaight.com/vagal, um eine Demonstration der vagalen Atmung zu sehen.

Sobald sich dein Körper und dein Geist ruhig und klar anfühlen, gehe zum nächsten Schritt der Meditation über.

Blicke geradeaus und nimm das gesamte Blickfeld wahr, so wie wir es bei der Übung zur peripheren Betrachtung in Kapitel 6 getan haben. Du kannst deine ausgestreckten Arme benutzen, um den äußeren Rand deiner peripheren Sicht zu finden, falls du Schwierigkeiten hast, dich aus dem fokussierten Blickfeld zu lösen.

Um den peripheren Rand zu finden, blicke geradeaus. Strecke die Arme direkt zur Seite aus ohne deine Augen zu bewegen. Bewege die Hände gerade so weit zurück, dass du sie nicht sehen kannst und fange dann an, mit den Fingern zu wackeln. Bewege die Hände langsam nach vorne, bis die wackelnde Bewegung für deine periphere Sicht kaum noch wahrnehmbar ist. Während du die wackelnden Finger am äußersten Rand des Gesichtsfeldes hältst, bewege sie nun kreisförmig im Uhrzeigersinn, um den gesamten äußeren Rand des peripheren Feldes zu finden.

Du wirst feststellen, dass der Rand unserer peripheren Sicht vertikal recht schmal ist, mit nur etwa 90 Grad Reichweite und horizontal recht breit, mit etwa 180 Grad Sichtweite. Wenn du den gesamten äußeren Rand des peripheren Blickfeldes gefunden hast, entspanne deine Arme.

Wir wollen keine Anspannung während dieser Meditation, also achte darauf, dass du dich einige Minuten lang in das periphere Sehen entspannst, um dich daran zu gewöhnen und deiner Wahrnehmung zu erlauben, sich zu öffnen, bevor du zum nächsten Schritt übergehst. Wenn du dich an das gesamte Blickfeld gewöhnt hast und entspannt bist, gehe zum nächsten Schritt über.

Werde dir des gesamten Hörfeldes bewusst, indem du alle Töne in den Körper eindringen lässt, ohne dich auf einen bestimmten Ton zu konzentrieren oder zu versuchen, ihn zu identifizieren. Wenn wir unsere Vorurteile, Vorlieben und Abneigungen beiseite legen, werden wir feststellen, dass wir diese Meditation auch in einer lauten Umgebung durchführen können, weil alle Geräusche akzeptabel sind. Um deine Ohren zu schützen, ist es jedoch immer ratsam, sie nicht extrem lauten Geräuschen auszusetzen. Verbringe ein paar Minuten damit, alle Geräusche nah und fern mit einem lebendigen Bewusstsein zu versehen. Sobald du dich in das bewusste Hören entspannen konntest, gehe zum nächsten Schritt über.

Werde dir nun des Geruchssinns und des Gefühls bewusst, wie die Luft durch die Nasenlöcher und in deine Lungen strömt. Auch wenn du vielleicht Gerüche des Ortes, an dem du dich befindest, den Geruch deines eigenen Körpers oder den Geruch von gegessenen Lebensmitteln wahrnimmst, versuche nicht, die Gerüche zu identifizieren. Beachte einfach die gesamte Breite der Gerüche, ohne dass deine Aufmerksamkeit von bestimmten Gerüchen eingefangen wird. Wenn du keine Gerüche wahrnehmen kannst, mache dir keine Sorgen, denn es ist nicht das Ziel, bestimmte Gerüche wahrzunehmen. Gebe dich stattdessen auf unvoreingenommene Weise dem Gefühl hin, ohne dich um die Details zu kümmern. Entspanne dich und genieße.

Richte nun deine Aufmerksamkeit auf den Geschmackssinn und das Gefühl im Mund. Du wirst vielleicht den Geschmack der Dinge, die du früher am Tag gegessen hast, bemerken, aber du bist nicht daran interessiert, diese spezifischen Geschmäcker zu identifizieren. Genieße es einfach, den allgemeinen Geschmackssinn und die Empfindungen des Mundes, wie Wärme, Feuchtigkeit, Härte, Weichheit usw., zu erforschen. Hier gilt es, die Balance zwischen Entspannung und lebendigem Engagement zu finden. Gib dir ein paar Minuten Zeit, um dich an den Geschmackssinn zu gewöhnen, bevor du zum nächsten Schritt der Meditation, der Körperwahrnehmung, übergehst.

Sei dir der gesamten Körperoberfläche bewusst und nimm die inneren Empfindungen deines Körpers wahr, als ob du sie zum ersten Mal spüren würdest. Du kannst an manchen Stellen Unwohlsein oder Schmerzen fühlen, aber achte darauf, dass dein Geist sich nicht ausschließlich auf diese Punkte konzentriert. Stattdessen lasse zu, dass das Bewusstsein den gesamten Körper zur gleichen Zeit abdeckt. Gib dir ein wenig Zeit, um dich zu entspannen und den Körper vollständig zu erfassen.

Lasse schließlich zu, dass sich dein meditatives Gefühl über den Körper hinaus in den umgebenden Raum kugelförmig ausdehnt. Du kannst dir vorstellen, dass die Essenz deines Seins entfesselt wird, um den Raum jenseits der Grenzen deines Körpers zu spüren.

In dieser Phase verfallen viele Menschen der Versuchung, sich selbst unbewusst wie einen Ballon aufzublasen und einen hohen inneren Druck zu erzeugen, aber dieser Ansatz läuft unserem Ziel zuwider, ein entspanntes

Bewusstsein zu finden, welches uns im Alltagsleben hilft. Anstatt etwas zu erzwingen, sollte dieser Prozess erfreulich und befreiend sein.

Wenn du dich in einem Raum befindest, wird deine Absicht und dein Gefühl aus Gewohnheit unbewusst an den Grenzen des Raumes stehen bleiben. Da deine Absicht über diese Grenzen hinausgehen kann, ist die Tendenz des Gefühls, an der Grenze stehenzubleiben, ein Zeichen für einen begrenzenden Glauben. Es gibt keinen Grund zu glauben, dass Mauern oder Oberflächen irgendeine Macht über deine Absicht haben, also lass deine Absicht und das Gefühl über die Wände, die Decke und den Boden hinaus fließen.

Bleibe auf diese Weise für den Rest deiner Meditationszeit bedingungslos bewusst, mit der Absicht, sich im weiteren Verlauf immer weniger zu konzentrieren. Entspanne dich und genieße die Fülle des Seins.

Einer der vielen Vorteile dieser letzten Stufe der Krieger-Meditation ist, dass wir funktionell aufmerksamer für den gesamten Raum um uns herum werden. Dies kommt dem Gehirn zutiefst zugute, da es sich zu verändern beginnt und ein kontextbezogenes Bewusstsein für die Welt um uns herum ermöglicht, sowie ein tieferes, kontextbezogenes Bewusstsein für das, was in der Psyche geschieht.

Aus der Krieger-Meditation aufstehen

Das Ziel der Krieger-Meditation ist nicht, sie im Sitzen auszuführen, obwohl sie sicherlich für tiefe, sitzende Meditation verwendet werden kann. Letztendlich geht es darum, das Kontextbewusstsein in unser aktives Alltagsleben zu integrieren. Achte darauf, dass du das Aufstehen von der sitzenden Meditation oder Stehen im Allgemeinen nicht mit dem Ende der Meditation assoziierst, wie es in vielen anderen meditativen Traditionen gelehrt wird. Stattdessen wollen wir ein lebendiges räumliches Bewusstsein aufrechterhalten, wenn wir uns in eine stehende Position begeben, wir herumlaufen oder unserem täglichen Leben nachgehen.

Im Allgemeinen senkt die Ausübung der Krieger-Meditation den Blutdruck nicht so sehr, dass wir uns beim Aufstehen Sorgen machen müssen, ohnmächtig zu werden. Um sicher zu gehen, ist es jedoch ratsam, den Blutdruck vor dem Aufstehen etwas zu erhöhen. Wir können diese Vorsichtsmaßnahme als eine Gelegenheit nutzen, um in einem meditativen Zustand zu bleiben, während wir uns bewegen, um unseren Blutdruck zu erhöhen.

Die Lösung besteht darin, während der Bewegung, die deinen Blutdruck erhöhen soll, räumlich bewusst zu bleiben. Wir können die Idee der Fenster auf deinem Computerbildschirm als eine gute Analogie dafür verwenden. Mit deinem

Computer kannst du ein Fenster in den Vordergrund und ein weiteres Fenster in den Hintergrund ziehen. In ähnlicher Weise werden wir das räumliche Bewusstsein im Vordergrund halten, während wir die anregende Bewegung im Hintergrund des Bewusstseins beibehalten. Auf diese Weise wird die Bewegung in deine Meditation einbezogen und nimmt dich nicht aus ihr heraus. Verlagere dein Körpergewicht nach links und rechts, nach vorne und hinten und wackele ein wenig mit Fingern und Zehen. Die Ausführung dieser einfachen Bewegungen sollte ausreichen, um deinen Blutdruck auf ein sicheres Niveau zu erhöhen, bevor du dich in eine stehende Position erhebst.

Jetzt, wo du stehst, solltest du darauf achten, wie lange du das Raumbewusstsein im Alltag aufrechterhalten kannst.

Zusammenfassung der Krieger-Meditation

1. Nimm mehrere vagale Atemzüge, um Körper und Geist zu entspannen
2. Achte auf das gesamte Sichtfeld
3. Beachte alle Geräusche in der Nähe und in der Ferne
4. Nimm den Geruchssinn und das Gefühl in den Atemwegen wahr
5. Beachte den Geschmackssinn und das Gefühl im Mund
6. Beachte das Gefühl des gesamten Körpers
7. Erweitere dein Gefühl kugelförmig über den Körper hinaus in den Raum um dich herum
8. Bewege deine Finger und Zehen und neige dich nach links und rechts, um sicher zu sein, dass dein Blutdruck auf einem sicheren Niveau ist, bevor du aufstehst. Stehe bewusst

Verfeinerung des Prozesses

Wenn wir uns durch den sensorischen Prozess der Krieger-Meditation ein wenig gestresst fühlen, kann es sein, dass wir uns ein wenig zu sehr bei den Sinnen anstrengen. Die häufigste Belastung liegt bei den Augen, die sich beim Versuch, das periphere Feld zu sehen, unbewusst stark weiten. Die Lösung besteht darin, die Augen weicher werden zu lassen, damit sie das periphere Sichtfeld ohne Anstrengung sehen können. Während wir die Augen entspannen, ist es auch eine gute Idee, die Schultern zu entspannen, da wir dort oft unbewusste Verspannungen festhalten.

Ein anderer Grund, warum wir unseren Körper während dieser Meditation stressen, ist der Versuch, alle Sinne gleichzeitig festzuhalten. Um dieses Problem zu lösen, während wir uns vom Sehen über den Klang zum Riechen und so weiter bewegen, musst du dich einfach entspannen und darauf vertrauen, dass die vorherigen Sinne uns nach Bedarf informieren werden, auch wenn wir nicht alle Sinne gleichzeitig bedienen.

Irgendwann werden die Sinne beginnen, dich ohne deine Anstrengung zu informieren. Ich habe diesen Effekt zum ersten Mal bemerkt, als ich auf dem Rasen eines Parks in Japan eingeschlafen bin. Es war ein wunderschöner, warmer Frühlingstag und ich fühlte mich so gemütlich wie nur möglich. Ich schlief während der Meditation ein, um dann mit einer mächtigen inneren Warnung aufzuwachen, als ein unheilvoller Druck von hinten auf mir lastete. Ich schoss aus dem Schlaf und drehte meinen Kopf, um dem Druck entgegenzusehen. Tatsächlich ging ein seltsamer Mann direkt hinter mir auf mich zu und starrte mich direkt an.

Wenn man bedenkt, wo ich lag und wie das Gelände aussah, war seine Annäherung eindeutig eine bewusste Invasion in meinen Raum, denn ich lag zwar abseits des Weges, war aber immer noch deutlich sichtbar. Ich habe keine Ahnung, was seine Absichten waren, aber ich bezweifle, dass er etwas Gutes im Sinn hatte.

Sobald wir uns in die Augen sahen, drehte er sich abrupt um und entfernte sich. Ich fragte mich, woher ich wusste, dass mir jemand nachstellte, da ich schlief und nichts bewusst hörte. Erweiterte Entspannung erlaubte mir, einem möglichen Angriff zu entgehen. Mit der Zeit wirst du Vertrauen in die Meditation und in die Sinne entwickeln, die dich bei Bedarf informieren. Funktionales Vertrauen kommt mit viel Praxis und Erfahrung. Lass uns unseren Meditationsprozess mit Vertrauen praktizieren.

Abschließende Gedanken zur Krieger-Meditation

Wie ich in der Einleitung angedeutet habe, bietet uns die Meditation viele wissenschaftlich nachgewiesene Vorteile für die körperliche und geistige Gesundheit. Mit der regelmäßigen Praxis der Krieger-Meditation wirst du eine Reihe von mächtigen Vorteilen entdecken.

Regelmäßige Meditation kann ein Gefühl wachsender Ausdehnung erzeugen, das die Meditierenden psychologisch aufmuntert und sie weniger impulsiv auf Stressfaktoren und auf das, was wir früher als persönliche Angriffe wahrgenommen haben, reagieren lässt. Die Meditationspraxis hilft dem Meditierenden auch, das Selbst auf eine nicht-persönliche Weise zu sehen, was eine enorme Objektivität und Einsicht ermöglicht und dazu dienen kann, uns von ungesunden, emotionalen

Mustern zu befreien. Dieser nicht personalisierende Effekt schützt uns immer mehr vor Engstirnigkeit, Egoismus, Neurosen und Narzissmus.

Du wirst feststellen, dass immer mehr innere und äußere Negativität an dir vorbei zu fließen scheint, ohne an dir haften zu bleiben. Wenn du weniger auf Dinge reagierst, die deiner Aufmerksamkeit nicht würdig sind, wirst du feststellen, dass dir eine Menge Zeit und Energie erspart bleibt.

Vielleicht bemerkst du auch durch die Praxis der Krieger-Meditation, dass dein Körper zu erwachen scheint, was es ihm erlaubt, sich unabhängig zu bewegen, um unsichtbaren Gefahren auszuweichen oder in Richtungen zu gehen, die für dich von Vorteil sind. Ich erlaube es zum Beispiel, dass mein ganzes Schreiben auf diese Weise vom Körper erledigt wird. Tatsächlich scheint es, als ob das Buch durch meinen Körper geschrieben wird und nicht ich es schreibe. Ich bin sicher, dass viele Musiker und Sportler von Zeit zu Zeit ähnliche Erfahrungen gemacht haben. Der Zustand ist fließend und wird manchmal als „in the zone" bezeichnet.

Ich bin sicher, dass mit der Praxis viele, wenn nicht sogar alle dieser Vorteile von dir realisiert werden können, aber mache dir nichts vor, denn es bedarf der täglichen Praxis. Was uns zur Neuroplastizität bringt.

Das Gehirn ist das flüssigste Organ deines Körpers. Es verändert sich tatsächlich mit jeder Erfahrung, die wir machen, denn so hilft uns das Gehirn, uns an unsere Umwelt anzupassen. Die Anpassungsfähigkeit des Gehirns wird als Neuroplastizität bezeichnet.

Neuroplastizität ist die Fähigkeit des Gehirns, sich während des gesamten Lebens eines Individuums kontinuierlich zu verändern. Die primären Veränderungen treten im Schlaf auf. Während des Schlafs verteilt das Gehirn die Ressourcen von weniger genutzten Nervenbahnen auf solche, die im Laufe des Tages stärker genutzt wurden. Die Fähigkeit des Gehirns, sich durch Neuroplastizität zu verändern, ist für Personen, die diese Fähigkeit nutzen, äußerst kraftvoll.

Wie zu Beginn dieses Buches erwähnt, haben zahlreiche Studien einen Zusammenhang zwischen der Meditationspraxis und Veränderungen der kortikalen Dicke des Gehirns sowie Veränderungen der regionalen Hirnaktivität in Verbindung mit Angst, Wut, Depression und Aufmerksamkeit gezeigt. Diese Studien zeigen auch Verbesserungen in der Fähigkeit des Körpers, sich selbst zu heilen (Sasmita et al.). Es scheint, dass diese Veränderungen eine Folge von strukturellen Veränderungen im Gehirn aufgrund der Neuroplastizität sind (Kong et al.).

Wenn du in deiner Praxis Tage überspringst, verlierst du die Gelegenheit zur positiven Umstrukturierung des Gehirns durch Neuroplastizität im Schlaf, denn die durch Meditation angeregten Veränderungen können nur dann eintreten, wenn du dein Gehirn an diesem Tag mit Meditation herausgefordert hast. Zehn bis fünfzehn Minuten pro Tag sind ein guter Anfang. Wenn zehn bis fünfzehn Minuten pro Tag nicht möglich sind, dann investiere fünf Minuten pro Tag, aber überspringe keine Tage, denn du wirst bald feststellen, dass du dadurch aus dem Meditationsmuster herausfällst und wieder in die alten, unbewussten Muster zurückkehrst.

FRAGEN UND ANTWORTEN

Die Meditationstechnik, die Sie unterrichten, ist der Lehre der Vipassana-Meditation sehr ähnlich, mit Ausnahme eines Details: der Beobachtungsrichtung. Bei der Vipassana-Meditation sind die Beobachtungen nach innen gerichtet, während die Beobachtungsrichtung bei der Krieger-Meditation nach außen, zur Welt, zu gehen scheint. Glauben Sie, dass ich beide Meditationen praktizieren kann oder sollte ich nur eine davon machen? Beides erfordert, dass man schließlich dauerhaft im Meditationsmodus lebt.

Wenn wir die Meditationen in diesem Buch praktizieren, beginnt die Illusion der Trennung zwischen inneren und äußeren Dimensionen zu verblassen, d.h. Innensicht und Außensicht werden zu ein und demselben. Du bist die Welt, die Welt ist Du. Sobald wir dies erkennen, wird die Frage, worauf wir unsere Beobachtung richten sollen, bedeutungslos, denn die Beobachtung schließt nichts mehr aus.

Wenn Vipassana bei einigen seiner Praktizierenden zu einer kontinuierlichen, lebendigen Meditation führt, dann muss die richtige Praxis von Vipassana schließlich auch die wenig hilfreichen Illusionen der Trennung auflösen.

Was die Frage betrifft, welche Meditation du am besten praktizieren solltest, so ist meiner Erfahrung nach, das Experimentieren sehr lohnend. Es könnte also eine gute Idee sein, mit beiden zu experimentieren und zu sehen, was dabei herauskommt.

Der experimentelle Ansatz der Meditation ist am effektivsten, wenn er sehr gründlich durchgeführt wird, mit der Erkenntnis, dass sich unsere Wahrnehmungen und Fähigkeiten im Laufe der Zeit vertiefen und verfeinern, sodass das, was im frühen Experiment uneffektiv erschien, später wirksam werden kann. Während meiner Ausbildung bei meinem Lehrer in Japan habe ich meine Experimente von Zeit zu Zeit wiederholt und wurde für die Mühe sehr belohnt.

Wenn wir mit Neugierde und Freude experimentieren, wird der Prozess des Erwachens zu einem Abenteuer!

Beim Meditieren habe ich immer wieder den Gedanken, dass ich es nicht richtig mache. Sie haben gesagt, dass dies am Anfang ein normales Gefühl ist, aber ich habe es immer noch, auch nach einigen Monaten.

Das Gefühl, dass du es falsch machst, kommt wahrscheinlich aus einer Unsicherheit, die sich als Perfektionismus äußern kann. Der Perfektionismus kommt aus der seriell verarbeitenden Hemisphäre und stellt als Beta-Welle einen Zustand dar, der dem meditativen Prozess entgegenwirkt.

Der Perfektionismus entsteht aus der egoistischen Idee heraus, dass wir in dem, was wir tun, fehlerfrei sein sollten, was aber unmöglich ist. Im Grunde kommt das Gefühl daher, dass man sich um Zustimmung bemüht oder sich der Verantwortung entzieht. Wenn wir das Gefühl haben, dass wir in einer Sache der Beste sein können, könnte uns der Perfektionismus vorwärts treiben und mit Fähigkeiten und Wissen große Ergebnisse erzielen lassen, aber da der Perfektionismus eine unbewusste Energie ist, steht er dem Bewusstsein entgegen. Wenn wir den Perfektionismus nähren, geben wir schließlich in Bereichen auf, in denen wir uns selbst als unzureichend beurteilen. Als menschliche Wesen haben wir viele Bereiche, die aus dem Gleichgewicht geraten, sodass der Perfektionismus uns dazu bringt, unsere Fähigkeiten zu polarisieren. Wir werden in einigen Bereichen glänzen und in anderen aufgrund tiefsitzender Unsicherheiten zerfallen.

Ein gewisses Maß an Unsicherheit ist völlig normal und es ist wahrscheinlich auch wahr, dass du die Meditationen nicht perfekt durchführst. Der Trick besteht darin, den inneren Erzählungen einfach nicht zu glauben und stattdessen weiter durch den Meditationsprozess zu gehen. Wenn du dich vorwärts bewegst, wie ungeschickt auch immer, wirst du allmählich an Bewusstsein gewinnen und deine Praxis wird sich auf natürliche Weise verfeinern.

Das Gehirn braucht Zeit und muss sich der Meditation aussetzen, um sich akklimatisieren zu können. In diesem frühen Stadium des Meditationsprozesses können wir die Meditation mit dem Fahrradfahren vergleichen. Wir werden am Anfang das Gleichgewicht sehr oft verlieren, aber irgendwann, wenn wir darauf beharren, werden wir sogar freihändig fahren können.

Mit beharrlicher Praxis reduzieren wir die Anstrengung und finden so viel Klarheit, dass es kein Selbstgefühl mehr gibt, das einen Fehler macht und sobald wir diese Erfahrung erlebt haben, werden wir erkennen, dass „Ich" es niemals richtig machen kann, denn nur wenn es kein Selbstgefühl gibt, gibt es die perfekte Klarheit. Das ist wahre Meditation.

Ich weiß, es klingt extrem abstrakt und esoterisch, aber die Wissenschaft hat bereits bewiesen, dass das Selbstgefühl lediglich eine Wahrnehmung ist, die transzendiert werden kann. Das Ego, so wie wir es erleben, ist das Ergebnis von Gehirnbereichen, die als das Netzwerk des Standardmodus bekannt sind. Wenn wir uns ausreichend in die Meditation entspannen, gehen unsere Gehirnwellen tiefer als Alpha, zum Beispiel in die Theta- oder Delta-Welle. Zu diesem Zeitpunkt nimmt die Aktivität des Standardmodus-Netzwerks ab, was zu einer Transzendenz des Selbstverständnisses führt. Wir haben dann vielleicht das Gefühl, dass wir mit dem Universum verbunden sind oder dass wir das Universum sind. Das Gefühl der Verbundenheit zeigt, dass wir wahre Meditation erleben und sie nicht einfach nur ausführen.

Wenn wir mit dem Training beginnen, werden wir natürlich einen großen Teil unserer Zeit mit Meditieren verbringen und dabei gelegentliche Einblicke in die eigentliche Meditation, nämlich das Gefühl der Einheit, bekommen. Wenn wir beharrlich sind, wird der Prozentsatz der Zeit, in der wir Einheit erleben, zunehmen, während unsere Anstrengung abnimmt.

Das Selbst möchte Kontrolle fühlen und Meditation ist eine Art Befreiung von Kontrolle, sodass der Geist sich ganz natürlich dem meditativen Prozess widersetzt. Wenn wir den widerstandsfähigen Erzählungen und Gefühlen des Geistes Glauben schenken, werden wir vielleicht von dem meditativen Prozess abgeschreckt. Der Trick besteht darin, sich mehr zu entspannen und sich weniger darum zu kümmern, was der Verstand uns sagt. Um den Prozess zu beschleunigen, könnten wir auch aufhören, uns um die Meinung anderer über uns zu kümmern. Mache einfach weiter und tue, was gesund und nützlich ist, ohne dich um deine oder die Meinung anderer zu kümmern.

Manchmal fühle ich eine große Angst, wenn ich die Krieger-Meditation praktiziere. Warum ist das so?

Deine Frage könnte sich auf den Beutemodus des Nervensystems beziehen, den wir vorhin schon einmal erwähnt haben. Erlaube mir, dieses Thema zu vertiefen.

Es kann mehrere Gründe für diese Angst geben. Ein Grund mag sein, dass du bewusst oder unbewusst glaubst, dass energetische Öffnung Verletzlichkeit schafft, eine gängige Neuzeit-Lehre. Die Lehre ist wahr in Bezug auf die emotionale Öffnung, denn das macht einen sicherlich verwundbar gegenüber Menschen, die deine emotionalen Zustände ausnutzen wollen. Aber die Öffnung des Bewusstseins sollte nicht mit Emotionen verglichen werden. Gefühl (Bewusstsein) sollte nicht mit Gefühlen (Emotionen) gleichgesetzt werden. Die Offenbarung des Gefühls stärkt uns tatsächlich, weil wir aus unserem Schneckenhaus herauskommen, was bedeutet, dass wir dem Leben jetzt voll und ganz gegenüberstehen, weil wir auf der Ebene des Nervensystems wissen, dass wir tatsächlich fähig sind, dem Leben voll und ganz zu begegnen. Sich zu panzern ist ein Zeichen dafür, dass wir schwach sind und nicht glauben, dass wir mit dem Leben voll umgehen können. Die Körpersprache, die beim Zurückziehen entsteht, ist eine Werbung für Raubtiere, die dich als potenzielle Beute sehen.

Anstatt Raubtiere für die Ausbeutung zu beschuldigen, ist es ratsam, zuerst die Gefühle und die Körpersprache zu beachten, die Raubtiere anziehen. Sobald wir uns bewusst sind, was diese Individuen anzieht, können wir bewusste Korrekturen vornehmen, um unsere eigenen Gewohnheiten zu beenden. Mit dieser bewussten Annäherung an die innere Korrektur werden wir feststellen, dass wir mit unserer bloßen Anwesenheit Raubtiere abwehren können, denn die Art und Weise, wie wir stehen, uns bewegen, reden und so weiter, wird vollkommen und fähig erscheinen. Das letzte, was ein Raubtier will, ist ein fähiges Individuum anzugreifen, denn ein Raubtier sucht nach einem leichten Ziel.

Denke an all die Menschen auf der Welt, die du am meisten bewunderst. Diese Personen ziehen sich mit ziemlicher Sicherheit nicht zurück. Sie führen wahrscheinlich ein authentisches Leben, die Art von Leben, wie du es dir wünschst. Lebe authentisch und du wirst die Person sein, zu der du geboren wurdest.

Der zweite Grund dafür, dass wir bei der Meditation Ängste empfinden, ist, dass unser Körper bei der Meditation in eine Art Heilmodus übergeht, der auf natürliche Weise unbewusste, festgefahrene Emotionen und mentale Muster hervorbringt, die wir dann sehen und bewusst erleben.

Wann immer wir im Leben etwas durchmachen, vor dem wir emotional zurückschrecken, entsteht eine disharmonische, psychologische Prägung, die unserem Nervensystem sagt, dass wir nicht gut genug sind, um der Realität ins Auge zu sehen. Diese unbewusste Erzählung wird sich in unserem täglichen Leben und in unseren Träumen als Gefühle der Unsicherheit oder Angst und als Gedanken an unsere Unzulänglichkeit wiederspiegeln. Überraschenderweise können diese inneren Prägungen auch narzisstische Gefühle von Überlegenheit hervorrufen, die aber nur ein Mittel sind, um sich vor der Unsicherheit zu verstecken. Denke an Menschen, die immer gewinnen müssen, um sich selbst gut zu fühlen. Was sie nicht sehen, ist, dass sie sich nicht wohl fühlen. Das Wettbewerbsgefühl mag nur eine Tarnung für unbewusstes Feststecken sein.

Die Lösung besteht nicht darin, den inneren Kritiker oder den Narzissten zu füttern, sondern vielmehr darin, jegliche Meinung über dich, unabhängig von der Quelle, zu widerlegen und deine Aufmerksamkeit wieder ins Bewusstsein zu rücken. Der Prozess der Umstrukturierung des Gehirns und der Freisetzung von dem Unterdrückten wird Zeit brauchen. Es ist kein Wettrennen. Halte einfach unbeirrt daran fest und schließlich wird das Gehirn aufhören, den Prozess zu bekämpfen. Das Gehirn versucht, Energie zu sparen und sobald es weiß, dass du nicht aufgeben wirst, wird es aufgeben. Es ist wie eine Kneipenschlägerei. Wenn du die Angreifer für ein oder zwei Minuten beschäftigen kannst, ohne dich zu verletzen, werden sie so erschöpft sein, dass sie dich anflehen, ihnen nicht wehzutun. Ebenso wird sich der Geist dem Bewusstsein unterwerfen, wenn wir nur hartnäckig sind.

Das Problem ist, dass unser Geist dazu neigt, die Idee zu projizieren, dass das, was wir jetzt fühlen, für immer andauern wird. Wenn das Leben lange genug angenehm ist, gewöhnt sich dein Geist daran und erwartet, dass es ewig so bleibt. Sobald die Dinge dann unangenehm werden, rebelliert der Geist. Ebenso neigt der Verstand bei extrem unangenehmen Situationen dazu, dir zu zeigen, dass dieser Zustand ewig andauern wird, was nur noch mehr Leid verursacht. Die Wahrheit ist, dass alle Dinge vorübergehen. Der Schlüssel zu innerer Klarheit liegt in der Beharrlichkeit deines Meditationstrainings. Der Verstand wird sich schließlich ergeben.

Wer sind Sie, dass Sie Meditation unterrichten dürfen? Ich denke, dass nur diejenigen, die von einem qualifizierten Meditationslehrer die Erlaubnis erhalten haben, erlaubt sein sollten, Meditation in einer bewährten und wahren Tradition zu unterrichten.

Ich bin niemand Besonderes. Entweder erlebst du, was ich sage oder du erlebst es nicht. Es liegt ganz bei dir. Letztlich bist du für deine Lebensqualität verantwortlich. Allerdings kommen neue Erfindungen oft von Außenstehenden. Man bedenke, dass die revolutionäre Theorie der Physik, die allgemeine Relativitätstheorie, von Albert Einstein, einem damaligen Patentbeamten, geschaffen wurde. Seine Theorie wurde von Anfang an abgelehnt, weil er nicht als Autorität auf diesem Gebiet galt. Er hatte von den großen Namen auf dem Gebiet keine Zustimmung erhalten. Die Zeit gab ihm allerdings schließlich Recht.

Vielleicht findest du im TEM-Ansatz etwas, das für dich hilfreich ist. Du kannst es nie wissen, solange du den Ansatz nicht gründlich untersuchst.

Kapitel 14

Meditationsmentalität

Viele Einstellungen sind dem Beta-Hirnwellen-Zustand angeboren. Wenn diese Einstellungen auftauchen, halten sie uns in einem Beta-Wellen-Zustand fest bzw. ziehen sie uns dorthin zurück. In diesem Kapitel erörtern wir die häufigsten Probleme, die während unserer Meditationssitzungen zu Widerständen führen. Wir müssen uns der wenig hilfreichen Haltungen bewusst werden und uns darin üben, sie wahrzunehmen, wenn sie während der Meditation und im täglichen Leben auftauchen. Nur so können wir beginnen, sie zu überkommen.

Wenn eine wenig hilfreiche Haltung in uns aufsteigt, ist unser erster Instinkt meist, uns selbst zu beurteilen oder frustriert zu werden, aber beide Reaktionen sind keine hilfreiche Antwort. Die Sache, die man bei solchen Haltungen im Auge behalten muss, ist, dass sie aus bestehenden neuralen Bahnen stammen, was bedeutet, dass es nichts bringt, sie zu bekämpfen oder sie wegzuwünschen, da sie in unserer Biologie verankert sind. Unsere Gehirne tun einfach das, was sie am besten können, doch in vielen Fällen laufen die Haltungen, die unsere Gehirne am besten gelernt haben, dem Bewusstsein und der Gesundheit zuwider.

Die Transzendenz ungesunder Einstellungen tritt nur als Folge einer tatsächlichen Veränderung des Gehirns durch Neuroplastizität auf. Da wir in unseren Meditationen ruhig, aber dennoch lebhaft bewusst sein wollen, ist die

Rückkehr zur ruhigen Bewusstheit, egal was in uns geschieht, der Schlüssel, denn nur wenn wir diesen Zustand erreichen, werden die ungesunden Nervenbahnen im Schlaf nicht verstärkt. Stattdessen wird das Gehirn beginnen, Ressourcen aus den ungesunden neuralen Bahnen zu entfernen und diese Ressourcen in eine neue Ordnung zu bringen, die ein ruhiges Bewusstsein ermöglicht.

Das heißt für dich: Egal, was passiert, ziele einfach darauf ab, zu einem ruhigen Bewusstsein zurückzukehren. Wenn du feststellst, dass du nicht in der Lage bist, sofort zur Ruhe zurückzukehren, ist das in Ordnung. Strebe einfach danach, so schnell wie möglich zu einem ruhigen Bewusstsein zurückzukehren. Wenn du auf diese Weise ein ruhiges Bewusstsein praktizierst, wird dir diese Möglichkeit im Laufe der Zeit immer mehr zur Verfügung stehen. Letztendlich wird ein ruhiges Bewusstsein die stärkste Option sein, die du hast, und somit wird es zu deinem Standard werden. Diese Art des Seins braucht Zeit, die sie durchaus wert ist. Ganz egal wie lange es dauert, bleibe einfach beharrlich dabei, es wird passieren.

Perfektionismus

Obwohl wir dieses Thema bereits angesprochen haben, glaube ich, dass es in Bezug auf den Perfektionismus noch mehr zu sagen gibt. „Mache ich das richtig?" ist eine der am häufigsten gestellten Fragen, nachdem ich jemandem das Meditieren beigebracht habe. Wenn wir etwas Neues beginnen, ist es ganz natürlich, dass wir uns unbeholfen fühlen und an unserer Leistung zweifeln.

Um Zweifel zu zerstreuen, sage ich oft: „Du fühlst dich so, weil du es auch nicht richtig machst. Es ist unmöglich für dich, richtig zu meditieren, da die Meditation kein Prozess ist, den du einfach nur *tust*. Wenn du erst einmal genug meditative Erfahrungen gesammelt hast, wirst du anfangen zu erkennen, dass du die Meditation nicht ausführst, sondern dass dein Bewusstsein dein Selbstgefühl transzendiert."

Was ich gerade gesagt habe, mag leer oder sich im Kreis drehend erscheinen, aber in Wirklichkeit steckt mehr dahinter, denn sicherlich hast du schon Momente in deinem Leben gehabt, in denen du kein Selbstgefühl wahrgenommen hast.

Eine Situation, bei der das Selbst weggleiten kann, ist während du körperliche Arbeit ausführst. Wenn während einer Körperarbeit zum Beispiel eine ausreichende Entspannung eintritt, kannst du feststellen, dass es eine Zeitspanne gibt, in der nur das sensorische Gefühl auftritt, aber kein Gedanke. Das ist ein fantastisches Gefühl.

Darüber hinaus kann das Selbst- und Denkgefühl verschwinden, wenn wir etwas so intensiv tun, dass wir keine Zeit für geistige Aktivitäten haben, wie z.B. bei einem schnellen Sport oder Videospiel oder beim Klettern, Fallschirmspringen oder Bungee-Springen. Jede intensive Aktivität kann den Geist überfordern, was zu Denklücken und zur Abwesenheit des Selbst führt. Die Gedanken und das Selbst kommen ebenfalls zur Ruhe, wenn wir etwas zutiefst wertschätzen, zum Beispiel einen wirklich fesselnden Duft. Wenn ein Duft dein Wesen erfüllt, dann bist du in der Erfahrung verloren.

Viele Wege stehen uns offen, wenn wir den Sinn für unser Selbst verlieren und dadurch das Leben direkt und intensiv empfinden wollen. Tiefe Entspannung, Wertschätzung und intensives Engagement in einer Aktivität sind nur ein paar Möglichkeiten, bei denen wir das Selbst verlieren können. Wenn wir uns fragen, warum wir etwas Bestimmtes genießen, dann können wir feststellen, dass wir eigentlich den Verlust des Selbst genießen.

Wenn das Selbst entweicht, finden wir, dass das Leben viel lebendiger und geräumiger ist. Wir finden eine Art von Freiheit, die sich nur dann offenbart, wenn der Sinn des Selbst nicht vorhanden ist. Die Freiheit, die wir empfinden, ist die vorübergehende Befreiung von unserer gewohnten Denkweise und dem angesammelten geistigen/emotionalen Ballast.

Wahre Meditation ist die Verkörperung einer lebendigen, weiträumigen Freiheit, die Abwesenheit des Selbst. Deshalb wiederhole ich hier nochmal: „Meditation ist nicht etwas, das du *tust*." Du wirst es sicherlich eine Zeit lang versuchen, und so soll es auch sein. Mache einfach weiter mit der Meditation und nach und nach können immer größere Lücken ohne Selbst entstehen, wenn du nichts tust, das Bewusstsein jedoch vorhanden ist. Da diese Nicht-Selbst-Erfahrungen aufgrund der absichtlichen Meditation immer wieder in deinem Leben auftreten, werden im Laufe deines täglichen Lebens immer öfter spontan Perioden von „keinem Verstand" auftreten.

Akzeptiere, dass du noch eine Zeitlang Zweifel an deinem meditativen Prozess haben wirst. Meditiere einfach weiter und schenke der Unbeholfenheit und dem Zweifel keine Beachtung. Mit der Zeit werden solche Bedenken ganz natürlich verblassen.

Mit einer entspannten, beharrlichen Einstellung wird das Selbstgefühl immer weicher und deine Meditationen beginnen sich natürlicher anzufühlen. Eines Tages wirst du erkennen, dass selbst wenn du Zweifel hast, diese nicht länger eine dominierende Wirkung auf deine Entscheidungen und Handlungen in der Welt haben, was ein unglaublich befreiender Zustand ist, der dich zu einem immer lebendigeren, erfüllten Leben anspornt.

Erwartung

Gelegentlich hat eine Person, wenn sie zum ersten Mal meditiert, eine gewaltige, überwältigende Erfahrung, die zumindest für eine Weile ihre gesamte Perspektive auf die Realität verändert. Verständlicherweise kommt die Person aufgeregt aus der Meditation zurück und ist sich deren Wert sicher, zumindest bis zu ihrer nächsten Meditationssitzung, die im Vergleich dazu verblassend erscheint. Normalerweise versuchen solche Personen es immer wieder für ein paar Wochen oder gar Monate, in der Hoffnung, die Kraft dieser erstaunlichen Meditation neu zu erfahren, aber sie entzieht sich ihnen. Oftmals gibt der Einzelne innerhalb weniger Monate nach dieser ersten Erfahrung frustriert auf. Die Frustration rührt von einer Erwartung her, die aufgrund der Natur der Meditation nicht erfüllt werden kann.

Als Meditationslehrer halte ich an der Hoffnung fest, dass ein Anfänger eine spürbar bedeutsame, meditative Erfahrung macht, aber ich warne Personen, die schon früh in ihrer Praxis transzendente Erfahrungen machen. Stelle dir vor, wie du dich fühlen würdest, wenn du während deiner ersten Meditation eine Zeit lang absolute, glückselige Einheit mit dem Universum erfahren würdest, bevor du zu deinem normalen Selbstgefühl zurückkehrst. Unter solchen Umständen ist es nur natürlich, dass man sich die Rückkehr zu diesem glückseligen Zustand schmerzlich wünscht. Es ist völlig verständlich, dass du eine ungeheure Frustration empfinden würdest, wenn du immer wieder versuchst, zu diesem Zustand zurückzukehren, nur um dann jedes Mal kläglich zu scheitern.

Unter dem Einfluss eines so mächtigen Wunsches und einer so starken Erwartung ist es leicht zu verstehen, warum man vielleicht aufgeben will. Und das ist oft der Fall.

Im Allgemeinen ist die Wahrscheinlichkeit höher, dass Personen, die weniger intensive Erfahrungen gemacht haben, mit dem Training fortfahren als Personen, die am ersten Tag eine intensive meditative Erfahrung gemacht haben. Auf lange Sicht kann die Person, die jeden Tag übt, weit mehr davon profitieren als die Person, die eine große Erfahrung gemacht hat und dann aufhört. Obwohl Meditation auch kurzfristig sehr hilfreich sein kann, zahlt sie sich am meisten bei andauernder Übung aus, denn das Gehirn braucht Zeit, die Nervenbahnen so anzupassen, dass sie ein immer größeres Bewusstsein ermöglichen.

Warum hindert uns die Erwartung daran zu meditieren? Wenn wir Meditation als die Erfahrung von voller Präsenz definieren, dann können wir anfangen zu verstehen, warum die Erwartung eine so mächtige Blockade darstellt. Schließlich ist die Erwartung per Definition das Voraussehen eines zukünftigen Ergebnisses auf der Grundlage von Erfahrungen aus der Vergangenheit. Solange wir an der Erwartung festhalten, kann es kein wirkliches gegenwärtiges Bewusstsein geben. Deshalb können wir, wenn wir starke Erwartungen hegen, selbst wenn wir die Schritte des meditativen Prozesses genau verfolgen, keine Erfahrung mit der Gegenwart machen.

Einer der großen Vorteile des menschlichen Geistes im Vergleich zu dem von anderen Tieren ist seine Fähigkeit, abstrakte Ziele zu setzen. Unsere unglaubliche Fähigkeit, in die Zukunft zu zielen, ist zum Teil das, was uns erlaubt hat, die Ressourcen des Planeten so zu beherrschen. Doch für jeden Vorteil gibt es einen gleichen und entgegengesetzten Nachteil. Unsere relativ starke Denkfähigkeit ist es, die uns davon abhält, bewusst präsent zu sein, zumindest bis wir beginnen, die Macht der Erwartung zu transzendieren.

Die Transzendenz der Erwartungshaltung kann kontraintuitiv nicht realisiert werden, wenn wir versuchen, die Erwartung zu stoppen. Allein der Versuch, mit dieser Denkweise zuvorzukommen, erfordert eine intensive Nutzung des Geistes, was zu einem starken Beta-Wellen-Zustand führt. Ein Gehirn in der Beta-Welle ist nicht in der Lage, die Gegenwart zu erleben.

Obwohl es viele Möglichkeiten gibt, den Verstand zu umgehen und die Gegenwart zu erleben, sind die meisten dieser Mittel energieintensiv und führen zur Erschöpfung, was sie im täglichen Leben unpraktisch macht. Um Energie zu sparen, ist die Entspannung des Geistes in das Bewusstsein das effizienteste Mittel, um präsent zu sein. Das Entspannen in das gegenwärtige Bewusstsein erfordert Akzeptanz, auch gegenüber Dingen, die sich als unangenehm erweisen können, wie Erwartung zum Beispiel.

Wenn du versuchst, die Erwartung zu bekämpfen, wird nur mehr mentaler Lärm, mehr Kampf und weniger präsentes Bewusstsein verursacht. Statt gegen die Erwartung zu kämpfen, sollte man sie erweichen, ohne zu versuchen, sie aufzuhalten. Die Erwartung ist von Natur aus hart. Machen wir sie weicher, verschiebt sich ihre Energie und kann in etwas anderes umgewandelt werden. Die Energieverschiebung kann mit dem Unterschied zwischen den Präpositionen *zu* und *in Richtung* verglichen werden. *Zu* ist exklusiv und schneidet in seinem harten Ziel alle anderen Möglichkeiten aus. *In Richtung* ist inklusiv und ermöglicht die Erforschung, während man sich auf dem Weg in die allgemeine Richtung des Ziels schlängelt. Der moderne Mensch ist süchtig nach einer „*zu*"-Denkweise, wohingegen Tiere eher dazu geneigt sind, einer „*in Richtung*"-Denkweise nachzugehen.

Der Unterschied zwischen *zu* und *in Richtung* wird leicht sichtbar, wenn wir eine Person beobachten, die einen Hund ohne Leine ausführt. Die Person geht direkt zu ihrem entfernten Ziel, während ein Hund dazu neigt, hier und da herumzuwandern, zu schnüffeln und die Empfindungen des Augenblicks zu genießen. Meditation hilft, den erforschenden Geist der *„in Richtung"*-Denkweise zu haben.

Ganz gleich, wie erstaunlich oder schwierig deine bisherigen Erfahrungen waren und wie sehr du dir eine Veränderung wünschest, es ist ratsam, sich darin zu üben, die Erwartung zu mildern, da sie kein Freund der Gegenwart ist.

Normalisierung

Einer der Vorteile des menschlichen Geistes ist seine Fähigkeit, Erfahrungen zu normalisieren. *Die Normalisierung* beschreibt die Art und Weise, wie der Geist uns etwas uninteressant erscheinen lässt, nachdem wir eine gewisse Erfahrung damit gemacht haben. Aus einer Überlebensperspektive ist eine Normalisierung sinnvoll, da sie die Menschen auf der Suche nach neuen Gebieten und Ressourcen hält. Wenn die Menschen immer wieder die gleichen Pfade benutzen und genau die gleichen Ländereien jagen würden, würden sie das Land seiner Vitalität berauben und schließlich verhungern.

Es gibt jedoch einen Nachteil der Normalisierung, der unser Leben verwüsten kann. Die Normalisierung treibt die Konsumgesellschaft an, in der wir leben. Bedenke, wie Menschen unnötig Geld ausgeben, um eine neuere Version von etwas zu kaufen, das bereits gut funktioniert. Sie rechtfertigen den Neukauf, indem sie auf alle neuen Optionen hinweisen, die das Gerät mit sich bringt, aber in Wirklichkeit brauchen sie die neue Sache vielleicht gar nicht. Das Problem ist nur, dass der alte Gegenstand seinen Glanz verloren hat und der Geist neigt dazu, sich nach etwas Neuem und Frischem zu sehnen, weil wir uns dadurch lebendiger fühlen. Die Tendenz ist nicht viel anders als bei einer Drogensucht. Es gibt uns vorübergehend ein gutes Gefühl, aber als standardmäßiges Handeln hat es einen langfristigen, negativen Effekt auf unser Leben.

Achte auf die Energie der Normalisierung und wie du sie erlebst. Egal, was du kaufst, es wird sich für dich bald alt anfühlen. Derselbe Normalisierungsprozess findet bei häufig konsumierten Lebensmitteln statt: Unser Genuss und unsere Wertschätzung können nachlassen und uns dazu veranlassen, nach extremen oder ungewöhnlichen Geschmacksrichtungen zu suchen.

Die Normalisierung führt dazu, dass wir langsam, aber sicher mehr Zucker zu unseren Süßigkeiten hinzufügen, was unsere Empfindlichkeit gegenüber Zucker abtötet, sodass wir noch mehr Zucker hinzufügen müssen, um die Süße zu schmecken. Diese Tendenz erklärt das ausufernde Ausmaß von Fettleibigkeit und Diabetes in vielen modernen Gesellschaften. Viele dieser Krankheiten sind in erster Linie die Folge eines Mangels an sensorischer Wahrnehmung inmitten eines unbewussten Normalisierungsprozesses.

Egal, wie erstaunlich eine Erfahrung ist, wenn man sie oft genug macht, beginnt der Geist die Sache zu normalisieren, auch beim Sex. Tatsächlich wird die Pornografie immer extremer, zum großen Teil wegen des Wunsches nach einer „neuen" Erfahrung, die uns wirklich etwas spüren lässt. Die Notwendigkeit einer immer größeren Intensität ergibt sich aus der Neigung des Geistes, Erfahrungen zu normalisieren und aus der Tatsache, dass er den Kontakt zum Bewusstsein verliert.

Die Normalisierung dient sicherlich einem evolutionären Zweck, aber sie ist eine der größten Hürden für den meditativen Prozess, da der Verstand sich schnell langweilt, wenn man immer wieder das Gleiche tut. Eine Definition des meditativen Zustands, die mir sehr gefällt, ist, dass Meditation ein Zustand ist, der sich nicht normalisieren lässt. Wenn sich die Erfahrung, die du als Meditation bezeichnest, für dich normalisiert, dann hast du nicht wirklich einen meditativen Zustand erreicht.

Der Weg, sich von den wenig hilfreichen Aspekten der Normalisierung zu befreien, besteht darin, die Vorstellung aufzugeben, dass man bereits etwas getan hat. Zu diesem Zweck können wir ein kleines Spiel spielen, das dazu beiträgt, die unbewusste Tendenz zu überwinden.

Wenn du die Krieger-Meditation oder irgendeine andere Meditation praktizierst, stelle dir vor, du wärst ein frischer Geist, der gerade erst in den Körper eingetreten ist. Stelle dir vor, du hättest keine Erinnerung daran, jemals zuvor in einem Körper gewesen zu sein.

Aus der Perspektive deines reinen Geistes kennst du keine Angst. Du weißt nichts über das Überleben, über Zeit, über Pläne oder über das Selbst. Obwohl du Zugang zu allen Erinnerungen des Körpers hast, in dem du dich befindest, fühlen sie sich nicht im Geringsten wie deine Erinnerungen an, denn du bist nicht mit diesen Erinnerungen verbunden. Es fühlt sich für dich an, als wären sie die Erinnerungen eines anderen. Du weißt, wie du den Körper bewegen und dich aufgrund dieser Erinnerungen fortbewegen kannst, aber der gesamte Prozess fühlt sich aus einer erfahrungsmäßigen Haltung heraus völlig neu und fremd für dich an.

Im Grunde genommen bist du der Körperlichkeit völlig fremd. Daher ist das Leben im physischen Bereich eine sehr merkwürdige Erfahrung, an der du ein tiefes Interesse hast. Von diesem Ort der unschuldigen Neugier aus, erforschst du die Sinne bewusst, indem du die Schritte der Krieger-Meditation durchläufst.

- Augen
- Ohren
- Nase
- Mund
- Körper
- Sphärisches Bewusstsein

Denke nicht zu viel darüber nach, mache das Rollenspiel einfach mit. Verhalte dich, als ob du absolut nichts über den Körper oder die Körperlichkeit wüsstest. Spiele damit und habe Spaß!

Hartnäckigkeit

Die in der Gesellschaft oft geschätzte Hartnäckigkeit läuft dem TEM-Meditationsprozess zuwider, da die Hartnäckigkeit von einem hohen Beta-Wellen-Hirnzustand herrührt. Natürlich liegt es auf der Hand, dass eine produktivitätsorientierte Gesellschaft eine solche Eigenschaft schätzen würde, aber die Sucht nach einer optimistischen Denkweise kann uns daran hindern, in das tiefere Bewusstsein einzutreten, das dem Leben seine Farbe und Lebendigkeit verleiht. Wenn die Hartnäckigkeit zu einer Standardstrategie in unserem Leben wird, verursacht sie Leid.

Der Trick bei der Meditation besteht darin, die Zehn-Prozent-Regel zu befolgen, die besagt: „Verwende nicht mehr als zehn Prozent deiner Aufmerksamkeit, um dich während der Meditation auf eine bestimmte Sache zu konzentrieren." Was die Zehn-Prozent-Regel wirklich bedeutet, ist, dass man versucht, sich während der Meditation so wenig wie möglich anzustrengen. Natürlich wird die Meditation mit der Zeit immer weniger anstrengend, je mehr sich das Gehirn an die Meditation gewöhnt. Letztendlich wird die Meditation so natürlich wie die Atmung sein.

Im Allgemeinen ist es keine gute Art, mit irgendeinem Lebewesen energisch zu sprechen. Wenn du energisch mit deinem Ehepartner sprichst, wird es wahrscheinlich nicht sehr gut laufen. Wenn man mit den Mitarbeitern energisch spricht, gilt dasselbe. Beim Training von Tieren kann zu viel Vertrauen in ein kraftvolles Sprechen ihre Seele brechen. Im Gegensatz zu dem, was oft gelehrt wird, versuchen wir nicht, den Geist des Egos während der Meditation zu brechen, denn genau diese Haltung kommt vom Ego. Der Versuch, das Ego zu stoppen, indem man es verurteilt, gleicht einem Hund, der seinen eigenen Schwanz jagt.

In einem großen Teil des meditativen Prozesses geht es darum, die Hartnäckigkeit durch ein immer größeres Bewusstsein zu erweichen. Da Eindringlichkeit im Allgemeinen dem meditativen Prozess zuwiderläuft, müssen wir irgendwann in unserer Praxis einen anderen Motivator, eine andere Kraft finden, die uns weiterbringt.

Das Geheimnis der Transzendenz der Hartnäckigkeit während der Meditation liegt in der richtigen Einstellung, welche eine grundsätzlich unschuldige, voll engagierte Neugier auf die Gesamtheit dessen ist, was gerade in und um uns herum geschieht.

Wie fördern wir diese unschuldige, voll engagierte Neugier? Als ich in Japan lebte, nahm mich meine Frau mit zu Mutsugoro-san, dem berühmten, japanischen „Tierflüsterer". Mutsugoro-san hatte ein großes Stück Land in den Bergen Japans, wo er Tieren aller Art half, sich von Misshandlungen und Verletzungen zu erholen. Er hatte eine besondere Art der Kommunikation mit allen Kreaturen, sogar mit wilden Tieren, und konnte sie von einem Zustand der Aggression in einen kooperativeren Geisteszustand versetzen. Zu sehen, wie gut sein Ansatz funktionierte, erwies sich als äußerst inspirierend.

Ein Dokumentarfilm über Herrn Mutsugoro zeigt ihn beim Besuch einer türkischen Ranch, die von Kangal-Hunden vor Wölfen geschützt wurde. Kangal-Hunde sind große Tiere, die einer Tierschutzrasse angehören. Einer der Hunde dort war extrem aggressiv gegenüber Fremden und so gefährlich, dass die Familie ihn in einer Scheune angekettet hielt, während sie Besucher hatten.

Herr Mutsugoro wollte diesen Hund besuchen, aber die Familie hatte Angst, dass er den Fremden angreifen würde. Er versicherte der Familie, dass ihm nichts passieren würde und mit ihrer Erlaubnis ging er mit seinem Kamerateam zu dem Hund.

Sobald Herr Mutsugoro in Sichtweite des Hundes kam, fing dieser an, aggressiv zu werden. Er bellte, knurrte und fletschte mit den Zähnen. Eine dicke Kette war das Einzige, was dieses mächtige Tier davon abhielt, Herrn Mutsugoro zu zerreißen.

Knapp außerhalb des Beißbereichs nahm Mutsugoro-san eine verspielte Haltung ein und begann, seine Hände schnell und unbeschwert um den Kopf des Hundes zu bewegen. Der Hund unternahm ein paar aggressive Beißversuche, wobei er die Hände von Herrn Mutsugoro knapp verfehlte, bevor er schließlich selbst in den Spielmodus überging. Zum Erstaunen aller streichelte Mutsugoro-san innerhalb einer Minute den Hund.

Wenn wir an Meditation denken, neigen wir dazu, uns eine äußerst disziplinierte, ernsthafte Aktivität vorzustellen. Aber diese Denkweise führt bei vielen Menschen zu viel geistigem Widerstand. Das Verschieben unserer

Einstellung in eine engagierte Neugier, wie es Mutsugoro-san getan hat, ist das Geheimnis eines reibungsloseren, angenehmeren Meditationsprozesses für Personen, die widerstandsfähig gegenüber einem disziplinierten Ansatz sind.

Bevor du mit der Meditation beginnst, solltest du die Stimmung deines Körpers und deine Geisteshaltung beobachten. Wenn sich der Körper schwer und die Denkweise zu angespannt anfühlt, dann ist es klug, sie zu verlagern, ähnlich wie Mutsugoro-san es mit dem Hund getan hat. Mit ein wenig Erkundung und Übung kannst du in den meisten Fällen feststellen, dass auch du in eine leichtere Stimmung übergehst.

Die Art und Weise, wie du diesen Übergang vornehmen kannst, besteht darin, dass du zunächst innehältst und dir bewusst wirst, wie du dich fühlst und dich dann entscheidest, deine Gefühle zu mildern. Entscheide dich einfach dafür, neugieriger zu sein, in Bezug darauf wo du bist, was du tust und wie du dich fühlst, und lasse deine Haltung dieses Gefühl widerspiegeln. Die Chemie deines Gehirns wird stark von deiner Körperhaltung beeinflusst. Wenn du deine Haltung also änderst, veränderst du auch deinen emotionalen Zustand.

Es wird Zeiten geben, in denen ein Umschalten in die Neugier durch bloße Absicht und Haltung unmöglich erscheint. In solchen Fällen solltest du einfach die Anzahl der vagalen Atemzüge, die du während der ersten Phase des meditativen Prozesses nimmst, erhöhen, bis der Umschwung auf natürliche Weise erfolgt. Die vagale Atmung wird dich aus der hohen Beta-Welle, die mit Hartnäckigkeit verbunden ist, in eine entspannte, aber engagierte, bewusste Alpha-Welle versetzen.

Wenn wir die Meditation von einem Ort engagierter Neugierde aus erkunden, gewinnen wir immer mehr Bewusstsein und Vertrauen in den Prozess und unsere Fähigkeit, mit dem Leben selbst zu fließen. Mit kontinuierlicher und engagierter Praxis können Inspiration, Vertrauen, Klarheit und Freude entstehen, die wenig mit dem Ego, dem logischen Verstand oder unseren Leistungen zu tun haben.

Diese neuen Befugnisse werden uns in die Lage versetzen, das zu tun, was wir nie zuvor für möglich gehalten haben. Wir werden fähiger sein, das Leben zu akzeptieren, wie es kommt und uns harmonisch mit ihm bewegen, indem wir jeden Moment als eine Gelegenheit sehen, uns auf das Leben einzulassen und ihm umso mehr zu vertrauen.

Genieße es und bleibe dabei.

Kapitel 15

Mit geistigem Widerstand umgehen

Auch wenn die Krieger-Meditation überraschend einfach zu praktizieren ist, kann es passieren, dass wir sie von Zeit zu Zeit als eine Herausforderung empfinden. Wir mögen die Versuchung spüren, an schwierigen Tagen aufzugeben, aber das ist das Letzte, was wir tun sollten, denn aufgeben ist, als würde man dem Gehirn sagen: „Wenn du einen Wutanfall bekommst oder dich langweilst, höre ich auf, gesunde Dinge zu tun, die dir unangenehm sind."

Das Gehirn sucht immer nach Bequemlichkeit. Was für das Gehirn angenehm ist, ist in der Regel das, woran es bereits gewöhnt ist, alte Wahrnehmungsgewohnheiten, einschränkende Überzeugungen und normalisierter, emotionaler Ballast. Solange diese Muster beibehalten werden, kann es keine positive Veränderung in unserem Gehirnmuster und damit auch keine positive Veränderung in unserem Leben geben. Das Gehirn auf sinnvolle Weise, wenn auch nur für kurze Zeit, in eine unangenehme Situation zu bringen, ist der Schlüssel zur Verbesserung unserer Lebensqualität.

Stellen wir uns also vor, du bist ein Anfänger und hast beschlossen, jeden Morgen fünfzehn Minuten lang mit offenen Augen zu meditieren, was ein solides Ziel ist. Stelle dir vor, dass du nach etwa fünf Minuten unruhig oder gelangweilt bist und dein Gehirn nach einer Erleichterung schreit. Vielleicht möchte es, dass du etwas isst, soziale Medien oder E-Mails checkst, etwas trinkst oder eine rauchst, jemanden anrufst oder Musik einschaltest – irgendetwas, das deine Aufmerksamkeit von den unangenehmen Gefühlen ablenkt, die das Gehirn erlebt. Aber anstatt deinem Gehirn die Flucht zu ermöglichen, sitze für den Rest der Meditation einfach nur da und versuche, räumlich bewusst zu werden.

Wenn du herumzappeln musst, dann zapple herum, aber versuche dich immer weniger zu bewegen, während du dort sitzt. Sei einfach da, ohne die Flucht zu erlauben. Stelle dich dem Unbehagen und mache dir keine Sorgen darüber, wie du dich während der Meditation fühlst. Achte stattdessen darauf, wie du dich nach der Meditation und während des restlichen Tages fühlst.

Was du mit einiger Erfahrung entdecken wirst, ist, dass die Konfrontation mit dem Unbehagen tatsächlich stärkend ist! Und mit dieser Erkenntnis wirst du anfangen, aktiv herauszufinden, wo deine Meditationsfähigkeiten liegen, sodass du dein Gehirn herausfordern kannst.

Wenn du anfängst, dich mit Unbehagen zu konfrontieren, werden deine Definitionen von Unbehagen weicher, sodass das, was es früher ausgelöst und dich aus dem Bewusstsein geworfen hat, weniger herausfordernd wird. Du wirst in der Lage sein, mit früheren Stressfaktoren mit Leichtigkeit und Anmut umzugehen, da dein Gehirn offener und geschmeidiger wird.

Du wirst vielleicht allmählich feststellen, dass du in Notsituationen, die früher Panik in dir ausgelöst haben, besser in der Lage bist, ruhig und klar zu bleiben. Und diese Fähigkeit wird die Art und Weise verändern, wie andere Menschen dich sehen.

Wenn du diesen Ansatz anwendest, wirst du ganz natürlich anfangen, anderen gegenüber als starke Führungskraft zu erscheinen. Infolgedessen kann sich dein soziales Leben zum Besseren verändern, wenn du neue Rollen, Verantwortlichkeiten und Herausforderungen annimmst und andere dabei unterstützt, dies ebenfalls zu tun.

Einige Symptome deines Gehirns, wenn es versucht, sich dem Meditationsprozess zu entziehen, sind unaufhörliches Denken, scheinbar überwältigende Dränge und Zwänge, Hirnnebel (du scheinst zu vergessen, worauf du achten wolltest), innere Erzählungen über dein Selbstwertgefühl (positiv oder negativ) und Gefühle der Entmutigung und des Zweifels.

Denke daran, dass das Gehirn dazu neigt, zu denken, dass das, was es jetzt fühlt, ewig andauern wird und dass diese Illusion einen Großteil unseres Unbehagens erzeugt. All diese Symptome der Vermeidung sind Illusionen, die das Bewusstsein blockieren, wenn man ihnen erlaubt, die Macht zu übernehmen.

Wenn wir einfach unsere Einstellung zum Thema Unbehagen ändern, dann gibt uns unsere psychologische Reaktion einen perfekten Fahrplan für unsere innere Veränderung. Du könntest zum Beispiel feststellen, dass dein Gehirn Angst vor kleinen, geschlossenen Räumen hat. Diese Angst informiert dich effektiv über deinen nächsten Schritt zu einem gesünderen Leben, der nämlich darin besteht, in immer kleineren und immer mehr eingeschlossenen Räumen zu meditieren, bis dein Gehirn völlig entspannt und offen für diese Erfahrung ist. Aber wenn du einmal Erfolg hast, gehe nicht davon aus, dass das Gehirn die Transformation vollständig vorgenommen hat. Fordere dieselbe Angst bei verschiedenen Gelegenheiten und in verschiedenen Situationen mehrfach heraus, damit dein Gehirn die Angst vollständig in Bewusstsein verwandeln kann.

Ängsten auf diese Weise zu begegnen ist unglaublich ermächtigend. Was du wahrscheinlich durch den Prozess der Konfrontation und Überwindung einer Angst oder Phobie entdecken wirst, ist, dass der Triumph eine kaskadenartige, positive Wirkung in deinem Leben hat und neue Potenziale und Fähigkeiten eröffnet, von denen du nie wusstest, dass du sie hast.

Die Nervenbahnen im Gehirn sind durch Assoziation miteinander verbunden, sodass bei jeder Angst oder Phobie unzählige Verbindungen zwischen den damit verbundenen Gefühlen und Erfahrungen bestehen. Diese Assoziationen können den unerwarteten Effekt haben, dass bestimmte Fähigkeiten unterdrückt werden, die oberflächlich betrachtet nicht mit der Angst zusammenhängen, weil diese Fähigkeiten über indirekte Wege im Gehirn mit der Angst oder Phobie verbunden sind. Wenn die Nervenbahnen absterben, die diese Angst oder Phobie unterstützen, werden die ehemals verbundenen Bereiche frei, um sich auf neue Weise zu assoziieren. Das führt dazu, dass wir klarer denken und uns selbstbewusster fühlen.

Zum Beispiel könntest du, nachdem du die Angst vor Aufzügen überwunden hast, plötzlich feststellen, dass du dich nicht mehr scheust, die Person, die du so lange gemieden hast, anzusprechen. Du fühlst dich einfach inspiriert und als Folge davon verändert sich dein ganzes Leben. Oder du kannst endlich den Mut aufbringen, mit deinem Chef über die Gehaltserhöhung zu sprechen, von der du glaubst, dass du sie verdient hast.

Vielleicht stellst du fest, dass du in der Lage bist, Dinge zu tun, von denen du vorher dachtest, dass du sie nicht tun kannst. Außerdem können plötzlich bisher unbekannte Talente auftauchen.

Neues Vertrauen verwandelt deine Beziehungen und befreit dich von co-abhängigen Energien wie Territorialität, Erwartung, falscher Verpflichtung und Verzweiflung. Vielleicht stellst du fest, dass du in deinen Beziehungen viel präsenter bist, was deine Beziehungen zum Blühen bringt. Das würde nicht möglich sein, wenn du noch immer von Anhänglichkeit, Territorialität, Erwartungshaltung und falschen Verpflichtungen motiviert gewesen wärst.

Mit wahrem Bewusstsein Kinder großzuziehen, ermöglicht es ihnen, inspirierte, emotional stabile, starke, unabhängige und hochkompetente Menschen zu werden, Menschen, die man gerne um sich hat. Ebenso wird die Führung eines Unternehmens von einem Ort mit tiefem, kontextbezogenem Bewusstsein aus, die größtmöglichen Chancen für langfristigen Erfolg bieten, da deine Mitarbeiter, Partner usw. es als eine Freude empfinden, mit dir zusammenzuarbeiten.

Alles beginnt damit, dass man einfach bei Bewusstsein bleibt, auch wenn das Gehirn aussteigen will. Ja, das Gehirn füllt wahrscheinlich deinen geistigen Bildschirm mit verschiedenen unbequemen Bildern und Erzählungen aus deiner Vergangenheit und Zukunft, darüber, wer du bist und wie viel du wert bist oder nicht wert bist. Du solltest wissen, dass es keinen Nutzen hat, diesen Gedanken und Gefühlen zu glauben und wenn du diesen mentalen Projektionen einfach keinen Glauben schenkst, musst du auch nicht mehr dagegen ankämpfen.

Wenn du merkst, dass der Geist diese manipulativen Spiele spielt, wende deine Aufmerksamkeit einfach wieder dem meditativen Prozess zu. Es besteht eine große Wahrscheinlichkeit, dass du diesen Bildern und Erzählungen zuerst glaubst und das ist in Ordnung, denn das ist wahrscheinlich das, was dein Gehirn gewohnt ist zu tun. Sei dir nur bewusst, dass sowohl der Glaube an die Erzählungen des Geistes als auch der Kampf gegen diese Erzählungen das bestehende Muster nährt.

Die Bilder und Erzählungen sind nicht die Wahrheit von dir, sondern nur das etablierte Muster deines Gehirns und die Projektionen, die dieses Muster aus Gewohnheit ausdrücken muss. Rufe dir ins Gedächtnis, dass diese Gewohnheiten dich einschränken, aber sei dir auch bewusst, dass du Macht über sie hast, indem du sie einfach nicht fütterst. Denn wenn ein neuronaler Pfad nicht durch deine Aufmerksamkeit verstärkt wird, dann wird das Gehirn Ressourcen von diesem Pfad wegnehmen und diese Ressourcen dem zuweisen, worauf du deine Aufmerksamkeit richtest. Wenn du TEM praktizierst, wird deine Aufmerksamkeit auf die Förderung eines ausgewogenen, umfassenden, kontextbezogenen Bewusstseins gerichtet sein.

Wenn du also bemerkst, dass dein Gehirn alte Muster ausspielt, halte einfach inne, nimm zur Kenntnis, was geschieht und kehre zum räumlichen Bewusstsein zurück. Das ist die effizienteste Art und Weise, das alte Muster zu schwächen und dem Gehirn zu stimulieren, ein bewussteres, funktionelles Muster zu konstruieren.

Unser Gehirn mag uns nicht immer angenehme Erfahrungen ermöglichen, aber nach dem zu leben, was angenehm oder unangenehm ist, was uns gefällt oder nicht gefällt, schränkt uns weitgehend ein. Die Lösung besteht darin, das Gesunde und Notwendige anzunehmen, auch wenn es unangenehm ist oder unser Gehirn uns sagt, dass es unerfreulich ist.

Der Schlüssel zur Maximierung unserer Fähigkeit, unser Gehirn durch Neuroplastizität zu verändern, liegt in der bewussten, täglichen Anwendung unserer Aufmerksamkeit auf die Veränderungen, die wir in unserem Leben vornehmen wollen. Schon wenige Minuten am Tag, in denen wir uns dem Bewusstsein widmen, können im Laufe der Zeit einen tiefgreifenden Einfluss auf unser Gehirn haben.

Sobald wir uns bewusst sind, dass sich das Gehirn durch die Art und Weise, wie wir unsere Aufmerksamkeit einsetzen, verändert, werden wir zu Meistern unserer inneren Transformation, denn wir sind dann in der Lage, eine größere Auswahl an Optionen als Reaktion auf ein bestimmtes Problem zu haben. Es spielt keine Rolle, ob es sich um ein inneres Problem handelt, wie zum Beispiel innere ungesunde Erzählungen, die das Gehirn auf der Grundlage seines aktuellen Musters erzeugt, oder ob es sich um ein äußeres Problem handelt, wie ein unerwartetes Lebensergebnis oder eine unverbesserliche Person. Wir können produktive Veränderungen in unserem Gehirn vornehmen, welche wiederum die Art und Weise ändern, wie wir Stressfaktoren wahrnehmen und wie wir auf diese Stressfaktoren reagieren.

Das Geheimnis der inneren Transformation liegt eigentlich in unserem Bewusstsein über die gewohnte Einstellung unseres Gehirns zu dem, was in uns und außerhalb von uns geschieht. Eine Einstellungsänderung weg von „Das sollte nicht passieren" hin zu „Genau das passiert gerade und meine Einstellung dazu ist meine Transformationschance", ist der Schlüssel zur inneren Transformation.

Was du wahrscheinlich entdecken wirst, ist, dass jeder Umstand von einer inneren Erzählung begleitet wird, einem Gehirnmuster, das dir oder anderen unangemessenes Leid zufügen kann. Es spielt keine Rolle, ob es sich um eine unerwartete Trennung vom Partner, einen geschäftlichen Verlust oder den Tod eines geliebten Menschen handelt, denn die Form des Leidens ist weniger wichtig als die Haltung, die wir dazu einnehmen.

Zum Beispiel klagt das Gehirn: „Warum hat sie mich verlassen? Ich dachte, sie sei meine Seelenverwandte." Was das Gehirn tatsächlich sagt, ist Folgendes: „Ich dachte, sie gehört mir. Sie sollte mir gehören. Ich brauche sie, um glücklich sein", was ein extrem schwacher, co-abhängiger Gedanke ist. Viele unserer

Erwartungen an Beziehungen sind nur mentale Projektionen, die eine tiefe, innere Unsicherheit in Bezug auf unser Selbstwertgefühl widerspiegeln.

Wir werden feststellen, dass wir viel besser dran sind, wenn wir uns in jedem Moment, in dem wir mit jemandem zusammen sind, dafür entscheiden, mit ihm zusammen zu sein und er sich ebenfalls bewusst dafür entscheidet, mit uns zusammen zu sein. Wir werden sehen, dass es für jede Partei in Ordnung ist, sich jederzeit dazu zu entscheiden, nicht mehr in dieser Beziehung sein zu wollen. Nicht den ungesunden Projektionen des Geistes zu glauben, ist der Schlüssel und anschließend gesündere Einstellungen zu wählen, ist der Weg zu einem gesunden Geist und zur Freiheit in der Meditation.

Kapitel 16

Flexibilität entwickeln

Wie bei jeder Meditation kann die TEM zu einem Gefängnis werden, wenn wir sie jedes Mal auf die gleiche Weise praktizieren, denn das Gehirn versucht immer, sich eine Gewohnheit zu schaffen, damit es nicht bewusst sein muss. In diesem Fall besteht einer der Hauptzwecke der TEM darin, dein Gehirn zu dehnen und geschmeidig zu halten, und gleichzeitig dein Bewusstsein auf dein tiefstes, wahres Inneres abzustimmen, damit du während all deiner Alltagsaktivitäten mit diesem inneren Wesen in Kontakt bleiben kannst. Wenn du durch irgendeine Form der Meditation übermäßig beeinflusst wirst, wird dein Gehirn nicht die Flexibilität haben, um während deines aktiven Alltagslebens bewusst zu bleiben.

In diesem Kapitel untersuchen wir flexible Möglichkeiten, die Krieger-Meditation zu praktizieren, indem wir das Muster brechen. Die Idee, das Muster zu durchbrechen, passt zur Ha-Phase des Shuhari, der natürlichen Entwicklung des Lernens. In der Ha-Phase wollen wir das Ausbildungsmuster so weit wie möglich verschieben, damit wir ständig neuen Möglichkeiten und neuen Anwendungen ausgesetzt sind.

Wenn wir einmal die Grundordnung der Krieger-Meditation verstanden haben und in der Lage sind, konsequent in einen bewussten Alpha-Zustand zu gelangen, können wir unter anderem die Reihenfolge der Meditationsschritte absichtlich ändern, die Zeit zwischen den einzelnen Schritten variieren und die Art und Weise, wie wir während der Meditation sitzen, stehen oder uns bewegen verändern. Alles, um zu verhindern, dass das Gehirn ein starres neuronales Muster entwickelt. Das Ergebnis ist ein sehr bewusstes, flexibles und gesundes Gehirn.

Das erste Muster, das wir brechen können, hat mit unseren Augen zu tun. Wenn wir zum Beispiel monatelang täglich die Krieger-Meditation mit offenen Augen praktizieren, wie es die grundlegendste Praxis empfiehlt, verstehen wir zweifellos, dass wir mit offenen Augen leicht meditieren können, aber wir könnten schockiert sein, wenn wir entdecken, dass wir, dank der neu entwickelten Verbindung zwischen Meditation und offenen Augen, nicht mit geschlossenen Augen meditieren können.

Es mag kontraintuitiv erscheinen, dass es uns leichter fällt, mit offenen Augen zu meditieren als mit geschlossenen, aber das, was für uns leicht ist, hängt weitgehend von der Vorgehensweise des Trainings ab. Das menschliche Gehirn strukturiert sich auf die gleiche Weise wie das Gehirn eines Hundes, nämlich durch Assoziation. Wenn wir zum Beispiel einen Hund darauf trainieren, im Haus Sitz zu machen, können wir überrascht feststellen, dass der Hund im Freien dem Sitzbefehl nicht gehorcht. Das bedeutet nicht, dass der Hund ungehorsam ist, auch wenn wir das schnell annehmen könnten.

Was unter solchen Umständen geschieht, ist, dass das Gehirn des Hundes das Sitzkommando mit dem Aufenthalt im Haus assoziiert. Wenn wir nach draußen gehen, hat das Gehirn nicht den richtigen Kontext, um auf die neurale Bahn des Sitzbefehls zuzugreifen, was den Hund verwirrt.

Um diese Herausforderung zu meistern, müssen wir das Sitzkommando wiederholen, wenn der Hund außerhalb des Hauses ist, bis das Gehirn des Hundes die neue Assoziation macht. Wir könnten auch feststellen, dass wir es ihm wieder beibringen müssen, wenn wir uns nicht auf unserem Grundstück befinden, wenn wir in einem fremden Haus sind und so weiter. Nachdem das hausinterne Sitzmuster oft genug mit abwechselnden Variationen gebrochen wurde, wird das Gehirn mit dem Konzept des Sitzbefehls flexibel und dann kann der Hund überall auf Kommando Sitz machen.

Genau wie dem Hundehirn müssen wir unserem Gehirn beibringen, die allgemeine Bedeutung der Meditation zu erkennen, sodass es überall und unter allen Umständen leicht meditieren kann.

Sobald du dich an die Krieger-Meditation gewöhnt hast und in der Lage bist, mit der Methode konsequent in einen meditativen Zustand zu gelangen, wollen wir lernen, die Meditation mit geschlossenen Augen durchzuführen. Wir können die grundlegenden Schritte der Krieger-Meditation nutzen, um dieses Ziel zu erreichen.

Folge den sechs Schritten der Krieger-Meditation, aber führe jeden Schritt nur etwa eine Minute durch, Augen, Ohren, Nase, Mund, Körper, sphärisches Bewusstsein. Wenn du alle Schritte durchlaufen hast und dich in einem festen meditativen Zustand befindest, versuche, deine Augen zu schließen und das erweiterte Gefühl beizubehalten. Wenn du dich mit geschlossenen Augen irgendwie kleiner fühlst, bedeutet das, dass du aus dem Meditationszustand herausgehst. In diesem Fall öffne einfach die Augen und verbinde dich wieder mit dem erweiterten Gefühl. Sobald du dein meditatives Bewusstsein wiederhergestellt hast, versuche erneut, die Augen zu schließen. Wiederhole diesen Prozess, bis du einen nahtlosen Übergang zwischen der Meditation mit offenen und geschlossenen Augen spürst.

Gehe jedoch nicht davon aus, dass das Gehirn die Assoziation schon vollständig hergestellt hat. Wenn du am nächsten Tag meditierst, versuche es unbedingt mit geschlossenen Augen, um zu sehen, wie dein Gehirn reagiert. Die Chancen sind hoch, dass du den Übergang noch einige Male wiederholen musst, um die neue Assoziation zu stärken.

Sobald du mit beiden Varianten gleich gut vertraut bist, schalte einfach jeden Tag um, manchmal mit offenen Augen zu Beginn der Meditationspraxis und manchmal öffnest du sie erst später. Wie ich schon sagte, wollen wir mit der Krieger-Meditation auf so viele Arten und in so vielen verschiedenen Situationen wie möglich spielen, sodass das Gehirn lernt, Meditation zu jeder Zeit und unter allen Umständen zu ermöglichen.

Wenn du in der Lage bist, konsequent im Sitzen zu meditieren, beginne mit der Meditation im Stehen. Wenn du gut im Stehen bist, wechsle mitten in der Meditation vom Stehen zum Sitzen oder umgekehrt. Versuche, beim Gehen zu meditieren, dann beim Joggen, dann beim Laufen. Versuche es beim Schwimmen oder Gewichtheben. Versuche es bei der Ausübung deiner Hobbys. Probiere es auch in Gesprächen aus, was für Anfänger eine der schwierigsten Herausforderungen ist.

Wenn du bei diesen flexiblen Herausforderungen merkst, dass du in einen nicht meditativen Zustand, eine Beta-Welle, zurückfällst, solltest du die Herausforderung ein wenig zurückdrehen, bis du dich wieder fest in einem bewussten Alpha-Wellen-Zustand befindest. Wenn du wieder in der Alpha-Phase bist, fordere dich selbst erneut heraus. Es mag mehrere Versuche erfordern, um eine Herausforderung zu bewältigen, wie z.B. das Aufstehen aus der sitzenden

Position in eine stehende Position während der Meditation, aber das Ergebnis ist die Mühe wert.

Wiederholungen und Misserfolge sind ein natürlicher und notwendiger Teil der Entwicklung jeder Fähigkeit und jedes Könnens. Ich habe im Laufe meiner jahrelangen Lehrtätigkeit festgestellt, dass es mit Übung und Geduld jeder versteht. Das Wichtigste ist, dass das Gehirn versagen muss, bevor es irgendeine Fähigkeit verfeinern kann. Mache dir keine Gedanken darüber, wie lange es dauert, eine Herausforderung zu bewältigen. Genieße einfach den Prozess.

Mit einer positiven Einstellung zu Herausforderungen wirst du entdecken, dass es nichts gibt, was du in einem meditativen Zustand nicht tun kannst, außer selbstsüchtig zu sein, zu lügen, zu betrügen oder negative emotionale und mentale Muster beizubehalten. Um bewusst und gesund zu sein, müssen wir natürlich auch etwas opfern.

Kapitel 17

Mentale Karten und Kompetenzstufen

Im Gegensatz zu fast jeder anderen menschlichen Aktivität, erfordert Meditation nicht wirklich die Ansammlung von Wissen, wie es andere Lernprozesse tun, obwohl es sicherlich eine Vertrautheitskurve gibt, wenn wir mit dem Training anfangen. Stattdessen geht es bei der Meditation wirklich darum, mit dem Bewusstsein und der Transzendenz unseres Widerstands gegen innere und äußere Herausforderungen in Kontakt zu kommen – der Akzeptanz.

Das Gehirn ist ein sehr energieintensives Organ. Bei einer durchschnittlichen Person mit einer Ernährung von 2000 Kalorien pro Tag würde das Gehirn etwa 300 dieser Kalorien verbrennen. Um Energie zu sparen, versucht das Gehirn, weniger zu tun. Es braucht ziemlich viel Energie, um das Gehirn zu verändern, daher widersteht das Gehirn Veränderungen standardmäßig bis zu einem gewissen Grad.

Weise Personen sind vorsichtig, dass das Gehirn nicht zu widerstandsfähig wird, denn die „faule" Neigung des Gehirns, sich neuen Perspektiven zu widersetzen, kann in vielen Fällen eher schädlich als hilfreich sein, wenn sie nicht kontrolliert wird.

Wir alle haben drei primäre mentale Karten, die uns ein Gerüst für unsere Wahrnehmung bieten. Diese Karten geben uns ein vertrautes Gefühl für unsere Werte, wer wir sind und wo wir in die Gesellschaft passen. Überraschenderweise spielt es, wenn die faule Tendenz des Gehirns ungebremst bleibt, kaum eine Rolle, ob unsere inneren Karten sehr genau sind oder nicht, denn das Gehirn sucht in erster Linie nach Energieeinsparungen. Die Beibehaltung der vorhandenen Karten ist für das Gehirn angenehm, während das Ändern der Karten eine Belastung darstellt. Wenn man es nicht kontrolliert, wird das Gehirn mit Sicherheit immer den Komfort wählen.

Hier sind die drei primären Karten des Geistes:
1. Selbstbild – wie wir uns selbst sehen
2. Sozialer Status – was andere von uns erwarten
3. Überzeugungen – was wir für die Wahrheit halten

Wenn wir gezeugt wurden und uns noch im Mutterleib befinden, haben wir kein Gehirn. In diesem ersten Stadium der zellulären Entwicklung dient ein Prozess, der als Zellstoffwechsel bezeichnet wird, dazu, Nährstoffe von Toxinen zu trennen, sodass die Zellen sicher wachsen und sich vermehren können.

Sobald der Körper ein Verdauungssystem entwickelt hat, gilt das gleiche Prinzip auch für den Magen-Darm-Prozess. Die Dinge werden unsicher, sobald das Individuum ein Selbstbewusstsein entwickelt, denn dieses Selbstbewusstsein kann von der Trennung von Nährstoffen und Giftstoffen abweichen, da es den Wert und den Schwerpunkt auf das Angenehme und Unangenehme legt, was oft dazu führt, dass man sich für den Komfort anstatt für die Gesundheit entscheidet. Für das Gehirn spielt es keine so große Rolle, ob das Angenehme giftig oder das Unangenehme nahrhaft ist, denn es versucht grundsätzlich, ein angenehmes neurologisches Muster aufrechtzuerhalten, bei dem es nicht auf die energieintensive Aktivität achten muss.

In diesem Entwicklungsstadium ist das Gehirn in der Regel weniger an Fakten oder Wahrheit interessiert als an der Aufrechterhaltung seiner mentalen Karten, weshalb die meisten Menschen im Allgemeinen weniger an Fakten oder an der Wahrheit interessiert sind als daran, dass ihre derzeitigen Perspektiven und Überzeugungen gestärkt werden.

Da das Gehirn versucht, Energie zu sparen, neigt es in erster Linie dazu, sich gegen alles zu wehren, was nicht in seine derzeitige mentale Karte passt. Aus diesem

Grund neigen wir dazu, Angst oder Frustration zu empfinden, wenn unsere Karten nicht mit der Realität übereinstimmen.

Die Neigung zum Widerstand sollte nicht verurteilt werden, aber für Menschen, die versuchen, die grundlegende Qualität ihres Lebens zu verbessern, ist es sehr vorteilhaft, sich der Neigung unseres Gehirns, Veränderungen abzulehnen, bewusst zu sein, denn nur wenn wir uns dieser Standard-Tendenz bewusst sind, können wir die Tendenz zu geeigneten Zeiten herausfordern.

Wenn wir aufpassen, stellen wir fest, dass Menschen oft Dinge tun, von denen sie wissen, dass sie ungesund sind. Wir stellen auch fest, dass die Menschen dazu neigen, keine Dinge zu tun, von denen sie wissen, dass sie gesund sind, sondern stattdessen lieber das tun, was unterhaltsam oder bequem ist. Wir alle wissen, dass Bewegung gut für uns ist, aber vielleicht machen wir keinen Sport. Wir wissen zwar, dass Rauchen ungesund ist und zu vorzeitigem Tod und Krankheiten führen kann, aber viele Raucher bleiben unbeeindruckt. Wir mögen wissen, dass Meditation eine lebenswichtige Praxis für unsere Gesundheit und unser Wohlbefinden ist, aber wir machen nicht weiter. Der Grund dafür ist, dass die Gesundheit vielleicht nicht der wichtigste Wert unseres Geistes ist. Die Beibehaltung der aktuellen Karten hat Priorität, denn wir fühlen uns sicher, wenn wir bequem sind. Die Abweichung vom Vertrauten fühlt sich sehr unangenehm an.

Wir alle kennen hartnäckige, unglückliche Menschen, die lieber sterben würden, als ihr gegenwärtiges Selbstverständnis aufzugeben. Auf den ersten Blick mögen wir diese Leute für dumm halten, aber es ist nicht unbedingt eine Frage der Intelligenz, denn viele Genies geraten in die gleichen Fallen des Gehirns.

Die zweite mentale Karte ist die des sozialen Status. Wir Menschen neigen als soziale Wesen dazu, sehr empfindlich darauf zu reagieren, wie andere uns sehen. Vielleicht versuchen wir, den Erwartungen anderer Menschen an uns gerecht zu werden. So manche Midlife-Crisis hat ihren Ursprung darin, dass wir versuchen, unser Leben so zu leben, wie unsere Eltern es für richtig hielten. Wir haben jemanden geheiratet, der nicht zu uns passt oder wir haben eine Karriere begonnen, die sich als unbefriedigend erweist. Wieder andere unter uns versuchen verzweifelt, gemocht zu werden, was uns wahrscheinlich dazu anspornt, ein falsches Bild von uns selbst zu schaffen, in der Hoffnung, Anerkennung zu erhalten. All diese Triebe resultieren aus der Suche nach dem Angenehmen und der Vermeidung des Unangenehmen.

Die dritte mentale Karte konzentriert sich auf das, was wir für wahr halten. Diese Karte besteht ausschließlich aus Überzeugungen und Ideologien, die uns vertraut erscheinen. Zu diesen Ideologien und Überzeugungen könnten Politik, Religion, Spiritualität, Philosophie und sogar wissenschaftliche Theorien gehören, die sich allgemein durchgesetzt haben, die wir aber nicht in Frage stellen wollen – das Gegenteil der wissenschaftlichen Methode also.

Ein Leben nach diesen Karten kann uns in Depressionen und Angstzustände führen, wenn uns die Realität ins Gesicht schlägt oder wenn wir uns selbst ehrlich betrachten. Wenn wir uns umschauen, sehen wir vielleicht, dass unsere Karten falsch sind und schon fast unser ganzes Leben lang falsch waren. Zum Beispiel könntest du dich nach einer Scheidung tief deprimiert fühlen, weil du das Gefühl hast, 20 Jahre deines Lebens mit dieser Person verschwendet zu haben. Die Einstellung selbst kann uns leicht in eine psychologische Krise führen. Es gibt jedoch keinen Grund, dass die Scheidung zu weiterer Negativität führen muss, wenn wir einfach mit unserem Leben weitermachen und unsere Lektionen lernen, die uns die zerbrochene Ehe bietet. Es sei denn natürlich, du willst nicht aus deinen Erfahrungen lernen.

Wenn wir tief blicken und feststellen, dass in unserem Leben etwas nicht stimmt, fühlen wir uns wahrscheinlich sehr unbehaglich. Vielleicht beginnen wir unbewusst, ehrliche Selbstbeobachtung mit Furcht zu verbinden, sodass wir lieber nicht noch einmal hinschauen. In Wirklichkeit ist es der langanhaltende Mangel an Beobachtung und das Leben, das wir um unsere falschen Wahrnehmungen herum aufgebaut haben, was den Schmerz verursacht. Darüber hinaus kann die negative Einstellung, die wir haben, wenn wir uns endlich entscheiden, hinzusehen, Scham, Schuld, Tadel, Zweifel und jede Menge anderer nicht hilfreicher mentaler oder emotionaler Projektionen nähren.

In Wahrheit ist das Hinschauen der erste Schritt, um unser Leben zu korrigieren, aber wir müssen mit Einsicht hinschauen, und nicht mit Verurteilung. Du bist nicht deine Vergangenheit. Dein Leben ist jeden Tag neu, wenn du im Bewusstsein lebst. Wenn wir mit einem unbewussten Fokus auf die Vergangenheit leben, haben wir das Gefühl, dass wir uns vor dem Bewusstsein fürchten müssen. Wenn wir uns vor der Bewusstheit fürchten, dann ist unsere innere Entwicklung blockiert, denn wir werden unser Leben nicht ehrlich einschätzen können.

Jetzt, da wir mit den drei mentalen Karten vertraut sind, können wir mit unserem neu gewonnenen Bewusstsein beginnen, diese Karten gesund zu verändern.

Im Hinblick auf eine gesunde Entwicklung sind hier die vier Kompetenzstufen aufgeführt, die wir durchlaufen, wenn sich unsere inneren Karten im Wandel befinden. Die Kenntnis der vier Kompetenzstufen kann uns davon abhalten, den Lernprozess aufzugeben, wenn die Dinge unangenehm werden.

Die moderne Psychologie beschreibt die vier Kompetenzstufen wie folgt:

1. Unbewusste Inkompetenz – falsche Intuition
2. Bewusste Inkompetenz – falsche Analyse
3. Bewusste Kompetenz – richtige Analyse
4. Unbewusste Kompetenz – richtige Intuition

Unbewusste Inkompetenz

In diesem Stadium erkennen wir vielleicht ein Kompetenzdefizit nicht oder verstehen nicht, wie wir das Defizit korrigieren können. Vielleicht neigen wir sogar dazu, unsere Inkompetenz oder die Bedeutung des Wissens, das die Inkompetenz korrigieren könnte, zu leugnen.

Um in die nächste Stufe des Lernens, die bewusste Inkompetenz, zu gelangen, muss der Einzelne seine Fehlfunktion und den Wert des neuen Wissens erkennen. Wie lange es dauert, diese Phase zu durchlaufen, hängt vom Bewusstsein und vom Grad des Widerstands ab, den der Einzelne gegenüber dem Wissen empfindet, sobald er sich bewusst wird, dass es dieses Wissen gibt.

Unbewusste Inkompetenz könnte entweder mit dem kindlichen Zustand der Unschuld oder einem Stadium der vorsätzlichen Unwissenheit zusammenhängen, je nachdem, ob wir kein Wissen oder ein falsches Wissen haben, das uns das aktuelle Wohlgefühl bereitet.

Um eine Vorstellung von falschem Wissen zu bekommen, das uns Wohlgefühl bereitet, nehmen wir als Beispiel die Kinder, die an den Weihnachtsmann glauben. Kinder lieben die Idee, dass der Weihnachtsmann an jedem Heiligabend kommt, um ihnen Geschenke zu bringen. Überlege nun, was Kinder fühlen, wenn sie erfahren, dass es den Weihnachtsmann nicht gibt. Wenn Kinder herausfinden, dass der Weihnachtsmann nicht real ist, sind sie leicht schockiert, verlegen und deprimiert. Sie durchlaufen eine Periode der Verleugnung, bis sie aus der falschen Wahrnehmung herausgerissen werden. Die Erfahrung, von ihren Eltern betrogen und dann für ihre Dummheit gehänselt worden zu sein, kann dazu führen, dass manche Kinder das Vertrauen in die Menschen verlieren, die ihnen den falschen Glauben eingeflößt haben.

Wenn es gesellschaftlich akzeptabel wäre, würden viele Kinder wahrscheinlich immer noch an den Weihnachtsmann glauben, auch wenn ihnen gesagt wurde, dass er nicht real ist, weil sie sich durch die Geschichte des Weihnachtsmanns so gut fühlen. Zum großen Teil ist es der Druck und das Urteil der Gesellschaft, der ein Kind dazu anregt, den Glauben an den Weihnachtsmann aufzugeben.

Bevor unsere Inkompetenz aufgedeckt wird, sind wir uns dieser Inkompetenz und unseres Wissensdefizits in der Regel nicht bewusst. Wir wissen einfach nicht, was wir nicht wissen. Das ist ganz natürlich. Obwohl unser Mangel an Kompetenz unsere Funktionalität in der Welt einschränkt, wissen wir noch nicht, wie begrenzt unsere Möglichkeiten sind oder welche Möglichkeiten sich uns durch den Erwerb von neuem Wissen eröffnen.

Irgendwann sind wir neuen Informationen ausgesetzt, die unseren Mangel an Wissen oder Fähigkeiten zeigen. Diese Aussetzung von neuen Informationen stellt das bestehende Muster unseres Gehirns in Frage, indem gezeigt wird, dass unsere derzeitige Perspektive in gewisser Weise begrenzt ist.

Bewusste Inkompetenz

Sobald das Individuum seine Inkompetenz und den Wert des neuen Wissens erkennt, befindet es sich in der Phase der bewussten Inkompetenz (Shu), in der das Individuum etwas nicht versteht oder nicht weiß, wie es etwas tun soll, aber versucht, das Defizit zu korrigieren.

In dieser Phase sind Fehler beim Versuch, die neuen Fähigkeiten oder Kenntnisse zu erwerben, erforderlich. Das Stadium der bewussten Inkompetenz ist ein unangenehmes Stadium für das Gehirn und es kann eine ganze Weile dauern, je nachdem, wie schwierig es ist, die neue Fähigkeit oder das neue Wissen zu erwerben. In diesem Stadium besteht noch die Gefahr, dass das Gehirn das neue Wissen ablehnt, wenn es zu anspruchsvoll erscheint.

Jedes Mal, wenn wir einen alten Glauben oder ein altes Selbstbild aufgeben und versuchen, uns eine neue Fähigkeit, ein neues Wissen oder eine neue Perspektive anzueignen, schreibt unser Gehirn unsere mentalen Karten neu. Auf lange Sicht ist es viel gesünder, das Gehirn herauszufordern, indem wir die mentalen Karten nach den bestmöglichen Informationen neu schreiben, denn wenn wir es versäumen, diese inneren Karten entsprechend der Realität neu zu schreiben, sagen wir unserem Nervensystem und unserem Gehirn, dass wir nicht stark genug sind, um der Wahrheit ins Auge zu sehen, was psychologisch lähmend ist.

Wenn die Realität nicht mit unseren Karten übereinstimmt und wir uns dafür entscheiden, unsere Karten beizubehalten, müssen wir uns zwangsläufig vom Bewusstsein abwenden. Das Ergebnis der Abkehr vom Bewusstsein ist eine langfristige Angst und ein Ungleichgewicht auf der Ebene des Nervensystems. Die Angst nimmt unser Leben in Beschlag und führt uns in die Irre, was später im Leben leicht zu einer Identitätskrise führen kann.

Auch wenn es am Anfang unbequem sein mag, besteht die Lösung darin, unsere Überzeugungen zu erweichen und uns für neue Perspektiven zu öffnen. Wir werden uns wahrscheinlich äußerst unbeholfen fühlen, wenn wir uns auf der Ebene der bewussten Inkompetenz befinden, als ob wir versuchen würden, unsere Zähne mit unserer nicht dominanten Hand zu putzen. Aber diese Unbeholfenheit ist ein Zeichen dafür, dass das Gehirn darum kämpft, flexibel und bewusst zu werden. Auf lange Sicht ermöglicht diese Art der Herausforderung des Gehirns dem Nervensystem, sich zu entspannen, denn es hört nun die Botschaft: „Ich bin stark genug, um mich durch Unbehagen und Angst hindurch zu bewegen."

Bewusste Kompetenz

Sobald wir uns entscheiden, neues Wissen anzunehmen und unsere alte Perspektive beiseite zu legen, können wir ehrlich zu lernen beginnen, was uns zur dritten Stufe des Lernens führt, der bewussten Kompetenz (Ha).

In diesem Stadium verstehen wir, wie man etwas tut, aber die richtige Ausführung erfordert Konzentration. Wenn wir zum Beispiel lernen zu tanzen, könnten wir in dieser Phase schon tanzen, aber wir müssen beim Tanzen sehr aufmerksam sein, um sicherzustellen, dass unsere Füße keinen falschen Schritt machen, dass wir im Rhythmus sind, die richtige Haltung einnehmen, usw. Unsere Fähigkeiten sind in diesem Stadium noch ziemlich anfällig, denn selbst relativ kleine Ablenkungen können uns aus der Bahn werfen.

Unbewusste Kompetenz

Irgendwann in unserer Praxis wird die Anstrengung verschwinden, und das Tanzen wird sich ganz natürlich anfühlen. Diese Natürlichkeit spiegelt das letzte Stadium wider, die unbewusste Kompetenz (Ri). In diesem Stadium können wir unsere Fähigkeiten auch unter starkem Druck ausführen, weil wir nicht darüber nachdenken müssen, wie wir sie ausführen. Es geht „in Fleisch und Blut über".

Das Prinzip der Akzeptanz

Die Fähigkeit, unsere mentalen Karten zu erweichen, sodass wir offen für wohltuende Veränderungen sind, ist für den meditativen Prozess von entscheidender Bedeutung. Im Grunde geht es um eine Haltung der Akzeptanz. Ich würde sogar argumentieren, dass es keine Meditation ohne Akzeptanz geben kann, denn grundsätzlich ist Meditation die direkte Erfahrung der

Widerstandslosigkeit, die zu entspannter Klarheit führt. Daher ist Meditation nicht möglich, solange wir darum kämpfen, alte Wahrnehmungen zu schützen.

Vieles von dem, was wir bereits erforscht haben, hat die Grenzen deiner gegenwärtigen, mentalen Karten offenbart. Für jene Leser, die sich in anderen Meditationsformen auskennen, besteht vor allem die Gefahr, sich zu fragen: „Wer ist dieser Typ, der meinem Lehrer, meiner Tradition widerspricht?"

Vertraue mir nicht. Ich bin keine Autorität. Verlasse dich auch nicht auf deinen Lehrer oder deine Tradition. Blindes Vertrauen bedeutet, sich der Verantwortung zu entziehen, das Leben vollständig zu erforschen und für dich selbst zu sehen. Und wenn du neuen Perspektiven verschlossen bist, dann fehlt dir auch die Akzeptanz, was deine Meditationen stark einschränken wird.

Wenn man etwas Neues lernt, ist es hilfreich, alle bisherigen Ansichten, zumindest vorübergehend, beiseite zu legen, damit man den neuen Ansatz ehrlich erleben kann. Wenn wir ein negatives Gefühl gegenüber Informationen haben, die unsere gegenwärtigen inneren Karten herausfordern, können wir keine ehrliche Erfahrung machen, was bedeutet, dass wir das Neue bereits verurteilt haben, bevor wir es wirklich erlebt haben.

Selbst wenn wir unser altes Paradigma vorübergehend beiseitelegen, um das Neue zu erfahren und selbst wenn sich das Neue durch unsere Erfahrung als wertvoll erweist, können wir Widerstand spüren, der mit einer inneren Erzählung wie etwa „Du bringst meine Welt durcheinander" mitschwingt. Der Glaube ist, dass deine Welt mit deinen mentalen Karten gleichzusetzen ist. Die Karten sind nicht deine Welt. Sie sind nur ein inneres Werkzeug, das dir helfen soll, dich in der Realität zurechtzufinden. Deine wahre Welt kann nicht durch eine mentale Karte eingegrenzt werden, denn deine Wahrheit, wie die Wahrheit des Lebens, übersteigt bei weitem deine Fähigkeit, sie zu definieren oder in Karten zu fassen. Lasse das Werkzeug nicht zu deinem Meister werden.

Meditation soll dich mit deinem fundamentalen Ich in Kontakt bringen, sodass du es direkt erfahren kannst, ohne dass du von den Karten des Selbst gestört wirst. Durch die direkte Erfahrung des fundamentalen Ich, gibt es Klarheit.

Das fundamentale Ich ist die reine Wahrnehmung, die vor den Karten des Selbst existiert, welche dein Gehirn unbewusst während deines ganzen Lebens geschaffen hat. Egal wie oft du das fundamentale Ich erlebst, der Verstand wird nie in der Lage sein, es richtig zu definieren, aber er wird es ganz sicher versuchen, denn das Muster des Verstandes besteht darin, alle Erfahrungen zu definieren und zu entschlüsseln.

Das fundamentale Ich existiert vor oder auf einer tieferen Ebene des Gehirns, sodass es niemals einer spezifischen Beschreibung entsprechen wird. Wenn wir im Bewusstsein unserer grundlegenden Natur ruhen können, ohne zu versuchen, sie zu definieren oder zu entschlüsseln, dann und nur dann kann man sagen, dass wir wirklich meditieren.

Die Erfahrung deiner fundamentalen Natur ist wirklich transformativ, denn sie ist das heilende Element, das alle Vorteile der Meditation, die wir in der Einleitung diskutiert haben, hervorbringt. Das fundamentale Ich ist das korrigierende Element, der Lebensfunke, die Essenz des Bewusstseins. Nimm es an, indem du die Karten des Selbst, frühere Lehren und Autoritäten weicher machst. Beabsichtige, dein grundlegendes Wesen direkt zu erfahren, ohne vorgefasste Meinungen, Erwartungen oder Vorurteile in Bezug auf die Aufmerksamkeit. Mit Interesse und direkter Wahrnehmung kann sich dein grundlegendes Wesen offenbaren.

Ich schlage nicht vor, dass unsere mentalen Karten schlecht sind und wir sie wegwerfen sollten. Unsere mentalen Karten bieten uns tatsächlich Funktionalität in der Welt, aber sie können auch sehr leicht zu einer Art Gefängnis werden. Der Trick besteht darin, sie weich zu machen, damit sie das Bewusstsein nicht blockieren. Die Offenheit für die Realität des Augenblicks bietet ein gesünderes, lebhafteres Leben, sodass dein Gehirn und dein Nervensystem sehr flexibel und empfänglich für neue Informationen und breitere Perspektiven werden. Und das macht dich zu einem sehr klaren Individuum.

Teil IV

Anwendung im täglichen Leben

Wie du wahrscheinlich inzwischen sehen kannst, ist die TEM speziell dafür konzipiert, in unser tägliches Leben integriert zu werden, denn wenn wir Bewusstsein in unser tägliches Leben bringen, wird es transformiert. Das heißt, Transformation ist immer eine Straße, die in beide Richtungen führt: nicht nur das Bewusstsein verändert das tägliche Leben zum Besseren, sondern die positive Veränderung unseres täglichen Lebensmusters befähigt auch zu einem größeren Bewusstsein. Wenn wir den wechselseitigen Einfluss des Bewusstseins und unsere täglichen Lebensmuster berücksichtigen, können wir an beiden Fronten Anpassungen vornehmen, die zu einem positiven Zyklus positiver Verbesserungen in unserem Leben führen.

In Teil IV lernen wir, wie bestimmte unterstützende Veränderungen des Lebensstils dazu beitragen können, die Qualität unserer meditativen Erfahrung sowie die Gesundheit unseres Gehirns und unseres Körpers zu verbessern. Wir erforschen auch die Natur der verschiedenen emotionalen Vorurteile, die unsere Realität unbewusst auf wenig hilfreiche Weise gemalt haben. Indem wir diese Vorurteile in dem Moment wahrnehmen, in dem sie sich ausdrücken, können wir beginnen, uns von ihnen zu befreien, was wiederum unser Leben und unser allgemeines Bewusstsein verbessert.

Sobald wir unsere emotionalen Vorurteile verstehen, lernen wir, die Beziehung zwischen Körperhaltung, Atmung und unseren emotionalen Zuständen kennen. Durch diese Erforschung lernst du, deine emotionalen Zustände bewusst zu lenken, um deine neurologische Transformation zu beschleunigen und deine Erfahrungen im täglichen Leben zu verbessern.

Nachdem wir gelernt haben, wie man Emotionen lenkt, erforschen wir das Geheimnis der sofortigen Meditationsfähigkeit, die die Elite-Samurai so sehr schätzten. Du wirst feststellen, dass die Fähigkeit, sofort zu meditieren, ein wichtiges Werkzeug in deinem aktiven, täglichen Leben sein wird, denn sie hilft dir, die vielen Stressfaktoren, denen du wahrscheinlich jeden Tag begegnen wirst, zu bewältigen.

Von dort aus heben wir die grundlegende Essenz jeden Trainings hervor, denn alle höheren Ausdrucksformen jeder Ausbildung sind in einem soliden Fundament verwurzelt.

Schließlich untersuchen wir die Leitphilosophie der *Total Embodiment Method* (TEM). Dabei lernst du, dass die TEM nicht unbedingt eine neue Methode ist, wie es scheinen mag, sondern wahrscheinlich die ursprüngliche, verlorene Meditation des Menschen, die immer dann wieder auftaucht, wenn sich der Mensch unter den richtigen, physischen Bedingungen entwickelt.

Kapitel 18

Unterstützende Anpassungen des Lebensstils

Sogar mit der unglaublichen Flexibilität und Leichtigkeit der *Total Embodiment Method* (TEM) können zahlreiche lebensstilbezogene Themen Schwierigkeiten während der Meditation verursachen. Wenn du diese wenig hilfreichen Muster beibehältst, wirst du suboptimale Ergebnisse sehen, egal wie sehr du dich deiner Meditationspraxis verschrieben hast. In diesem Kapitel lernst du die häufigsten lebensstilbedingten Blockaden kennen und erfährst, welche Lösungen du dafür finden kannst.

Schlafzeit und -dauer

Qualitativ hochwertiger Schlaf ist für ein pulsierendes, gesundes Leben absolut unerlässlich, aber in der modernen Welt mit all ihren Annehmlichkeiten haben wir es mit vielen anhaltenden Ursachen für suboptimalen Schlaf zu tun. Wenn wir nicht genügend Schlaf bekommen, kann es schwierig werden während deiner Meditationssitzungen wach zu bleiben, geschweige denn, bewusst zu sein.

Mit dem Ziel, bewusster zu werden, ist es wichtig, dass wir einen richtigen Schlaf-Biorhythmus aufrechterhalten, ein allgemein verbreitetes Ungleichgewicht in der modernen Gesellschaft. Der Biorhythmus ist der Zeitplan der Körperprozesse. Wenn die Zeit, die wir uns jede Nacht zum Schlafen hinlegen, um mehr als 30 Minuten schwankt, verursacht dies eine Störung der Schlafqualität. Wenn wir keinen soliden Schlafplan einhalten, könnten wir Schwierigkeiten haben, in den Schlaf abzudriften und/oder ausreichend tiefe Schlafzyklen zu erreichen, um dem Körper eine angemessene Revitalisierung zu ermöglichen. In einem solchen Fall sind wir wahrscheinlich den ganzen Tag über weniger bewusst, da Teile des Gehirns nicht optimal funktionieren.

Ein gestörter Schlafrhythmus kann im Laufe der Zeit dazu führen, dass das Nervensystem entweder über- oder unterreagiert, was zu einer großen körperlichen Anspannung und Entzündung sowie zu Gedächtnisverlust, Konzentrationsschwierigkeiten und emotionaler Reaktivität führen kann. Wenn wir nicht gut schlafen, ist die Qualität und die Freude an allem, was wir tun, beeinträchtigt.

Wenn dein Schlafzyklus richtig ist, wird sich deine Schlafqualität verbessern, was wiederum deinen emotionalen Zustand im Alltag verbessert und dir mehr Gnade angesichts verschiedener Herausforderungen ermöglicht. Mit besserem Schlaf denkst du schneller und effizienter, hast mehr Energie und bist inspirierter, als du es sonst wärst.

Der allgemeine medizinische Ratschlag besagt, dass Menschen durchschnittlich acht Stunden Schlaf pro Nacht bekommen sollten. Das mag zwar für viele Menschen zutreffen, gilt aber nicht für alle. Jeder Mensch hat eine optimale Schlafmenge, die sich mit zunehmendem Alter verändern kann. Wenn wir deutlich mehr oder weniger Schlaf bekommen, als für uns persönlich optimal ist, wirkt sich das negativ auf unser tägliches Leben aus.

Jeder Mensch ist anders. Um deine optimale Schlafdauer zu entdecken, musst du darauf achten, was sich allgemein am besten anfühlt. Menschen mit sehr hoher Energie zum Beispiel können am besten mit nur vier oder fünf Stunden Schlaf pro Nacht auskommen. Für solche Personen ist es ungesund, länger als vier oder fünf Stunden zu schlafen. Umgekehrt können sie jedoch leiden, wenn sie nur drei Stunden Schlaf bekommen. Obwohl viele von uns gut funktionieren, wenn wir ein oder zwei Nächte mit nur fünf Stunden Schlaf verbringen, können nur wenige von uns diese Schlafdauer einhalten und dabei gesund bleiben.

Wieder andere Menschen, die vielleicht weniger energetische Körper haben, brauchen vielleicht mehr als acht Stunden Schlaf, um gesund zu sein. Sie funktionieren vielleicht am besten mit neun oder zehn Stunden Schlaf. Der

Schlüssel ist, herauszufinden, was für dich am besten funktioniert und jede Nacht, auch an den Wochenenden, die Schlafdauer einzuhalten.

Schlafe nicht aus und mache keine Nickerchen, um den Schlafmangel auszugleichen. Obwohl der gelegentliche Mittagsschlaf gut ist, kann sich dein Körper im Allgemeinen besser erholen, wenn du deinen Schlafplan korrigierst und ihn konsequent einhältst. Ausschlafen führt schnell dazu, den Biorhythmus abzuschalten und die Schlafqualität insgesamt zu vermindern.

Nicht auszuschlafen und kein Nickerchen zu machen, kann eine echte Herausforderung für Personen sein, die bereits unter tiefem Schlafmangel leiden. Denke daran, dass Schlafen am Tag den Biorhythmus deines Körpers daran hindert, sich zu korrigieren. Die Herausforderung besteht darin, bis zur richtigen Schlafzeit aufzubleiben und erst dann ins Bett zu gehen. Egal, wie schlecht du in dieser Nacht schläfst, stehe zu einer bestimmten Zeit auf und bleibe wach. Der Biorhythmus korrigiert sich in kurzer Zeit von selbst, wenn dein Schlafplan konsequent eingehalten wird.

Ich habe eine Reihe von spirituellen Lehrern behaupten gehört, dass Menschen nie mehr als fünf Stunden pro Nacht schlafen sollten und dass ein erwachtes Individuum überhaupt keinen Schlaf braucht. Das Problem mit diesen Aussagen ist, dass, selbst wenn sie wahr sind, die Behauptung nur für vollständig erwachte Personen gelten würde und nicht für die unerwachten Massen, die versucht sein könnten, diesem Schlaf-Ratschlag zu folgen. Wenn unser Körper nicht auf natürliche Weise darauf eingestellt ist, nur fünf Stunden Schlaf zu bekommen, wird unsere Gesundheit beeinträchtigt.

Die Abstimmung des Schlafzyklus auf den Sonnenzyklus ist für einen guten Schlaf fast genauso wichtig wie die Schlafdauer. Die Grundidee ist, dass man ein oder zwei Stunden vor Sonnenaufgang aufwacht, denn das ist es, was man tun würde, wenn man einen Jäger-Sammler-Lebensstil leben würde.

Wenn die Sonne an deinem Wohnort um 6 Uhr morgens aufgeht, versuche, jeden Tag mindestens um 5 Uhr morgens aufzustehen. Wenn du ein Acht-Stunden-Schläfer bist, würde das bedeuten, dass du jede Nacht um 21 Uhr schlafen gehen solltest. Ich weiß, es klingt seltsam, so früh schlafen zu gehen, aber wenn du eine Woche lang ohne künstliches Licht zelten gehen würdest, dann würdest du feststellen, dass du viel früher schläfrig wirst als wenn du zu Hause wärst und ständig künstlichem Licht ausgesetzt bist. Als ich einen Monat lang in einem Wald ohne künstliches Licht oder Elektronik zeltete, bemerkte ich, dass ich nur etwa zwei Stunden nach Sonnenuntergang schläfrig wurde und täglich etwa eine Stunde vor Sonnenaufgang ganz natürlich aufwachte, wie ein Uhrwerk. Ich wachte erfrischt auf und war bereit, meinen Tag zu beginnen. Sobald ich nach Tokio zurückkehrte, änderte sich mein Schlafrhythmus wieder zu meinem alten Rhythmus, der darin bestand, lange aufzubleiben und eine schlechte Schlafqualität zu bekommen.

Sei aber vorsichtig, dass du den Schlaf nicht zu einer Ideologie machst. Achte einfach darauf, wie viel Schlaf dein Körper benötigt, um sich während des Tages energisch und bewusst zu fühlen.

Selbst wenn du technisch gesehen so viele Stunden im Bett liegst, wie dein Körper zur Erholung benötigt, wirst du bei unzureichender Schlafqualität den ganzen Tag über leiden. Wenn du genügend Schlafzeit bekommst und einen festen Schlafplan einhältst, aber immer noch nicht gut schläfst, dann gibt es wahrscheinlich andere Lebensbereiche, die mit dem modernen Lebensstil zusammenhängen und die du korrigieren solltest, um dir zu einem besseren Schlaf zu verhelfen.

Probleme mit Licht

Wenn du dich tagsüber nicht ausreichend dem Sonnenlicht aussetzt, kann dein Körper nicht genügend Melatonin, ein schlafförderndes Hormon, produzieren. Wenn du dich zu lange in geschlossenen Räumen aufhältst, wäre es ratsam, etwas mehr Zeit im Freien zu verbringen, vor allem am frühen Morgen, wenn die Sonne aufgeht, denn der Sonnenaufgang regt deinen Körper zum Aufwachen an. Wenn du nicht in der Lage bist, dich tagsüber ausreichend der Sonne auszusetzen, kannst du versuchen, eine Tageslichttherapielampe in deinem Arbeitsbereich einzusetzen, um die Melatoninproduktion zu stimulieren.

Einige Stunden vor dem Schlafengehen solltest du blaues und grünes Licht vermeiden, da beide das Gehirn zum Wachsein anregen. Blaues Licht zum Beispiel wird von den meisten Computer- und Smartphone-Bildschirmen erzeugt. Du kannst auf diesen Geräten eine Software installieren, die das Licht nach Sonnenuntergang auf rot schaltet. Rotes Licht wird das Gehirn nicht wie blaues und grünes Licht in einen Wachzustand versetzen. Night Shift, Redshift und Red Moon sind eine großartige kostenlose Software-Auswahl, je nachdem, welches Gerät du verwendest.

Ein weiteres verwandtes Problem kann zu viel Licht in deinem Schlafbereich sein. Die Haut ist extrem lichtempfindlich, sodass schon eine leichte Berührung von Licht auf der Haut das Gehirn zum Wachwerden anregen kann. Eine gute Möglichkeit, diesem Problem entgegenzuwirken, ist der Kauf von Verdunkelungsvorhängen für dein Schlafzimmer und das Ausschalten des Nachtlichts, wenn du schlafen gehst. Du möchtest möglichst in einem stockdunklen Raum schlafen.

Lebensmittelbedingte Schlafstörungen

Wenn du feststellst, dass du dazu neigst, mitten in der Nacht aufzuwachen und dann Schwierigkeiten hast, wieder einzuschlafen, können einige Anpassungen helfen, dieses Problem zu korrigieren.

Die erste Überlegung zum nächtlichen Wachzustand ist, wann du das letzte Mal irgendeine kalorische oder chemische Substanz konsumiert hast, denn diese Dinge können Unruhe im Körper verursachen. Es ist ratsam, drei bis vier Stunden vor dem Schlafengehen keine kalorischen Substanzen zu essen oder zu trinken. Um eine möglichst hohe Schlafqualität zu erreichen, sollte der Magen völlig leer sein, damit sein Gewicht nicht auf andere viszerale Organe drückt, was den Schlaf negativ beeinflussen kann.

Viele Menschen essen kurz vor dem Schlafengehen, weil sie sich hungrig fühlen. Das Problem besteht wahrscheinlich darin, dass sie tagsüber nicht genug hochwertiges Fett zu sich genommen haben. Es besteht die Möglichkeit, dass du zu viel Zucker und verarbeitete Kohlenhydrate isst, die schnell verdaut werden und zu einer schnellen Rückkehr des Hungers führen. Der Verzehr von hochwertigen Fetten ermöglicht eine größere Sättigung und langanhaltende Energieverbrennung, sodass du vor oder während des Schlafs keinen Hunger verspürst.

Wissenschaftliche Studien in den 1940er Jahren zeigten einen Zusammenhang zwischen fettreicher Ernährung und hohem Cholesterinspiegel. Damals ging man davon aus, dass ein hoher Cholesterinspiegel zu Herzerkrankungen führt und eine fettreiche Ernährung die Ursache für einen hohen Cholesterinspiegel ist. Diese Annahmen führten dazu, dass Ärzte und Patienten die fettarme Diät zur Gewichtsabnahme und Herzgesundheit empfohlen.

In den 1960er Jahren wurde die fettarme Ernährung nicht mehr nur für Risikopatienten, sondern für alle als gut angesehen. Bis 1980 wurde die fettarme Ernährung von Ärzten, der Regierung, der Lebensmittelindustrie und den populären Gesundheitsmedien stark gefördert und zur Haupternährungsweise der Nation. Es gab einen dokumentierten Zusammenhang zwischen fettarmer Ernährung und Gewichtsverlust oder der Vorbeugung von Herzkrankheiten, sodass die Amerikaner den Trend zu fettarmer Ernährung fortsetzten. Ironischerweise begannen die Amerikaner, während sie sich fettarm ernährten, eine Epidemie an Fettleibigkeit zu erleben.

Die Amerikaner folgten den Richtlinien der Lebensmittelpyramide, die den größten kalorischen Schwerpunkt auf den Verzehr hoher Mengen an Kohlenhydraten und wenig Fett legte. In den letzten Jahren hat die Wissenschaft den Fehler erkannt und begonnen, einen angemessenen Umgang mit Fetten zu empfehlen.

Die Abkehr von den Fetten führte zu einer vermehrten Einnahme von verarbeiteten Kohlenhydraten und Zucker. Diese Kalorienverschiebung führte zu einem starken Anstieg von Fettleibigkeit, Herzkrankheiten, Diabetes und psychischen Störungen wie Angst und Depression.

Bei Fetten ist es wichtig, sich daran zu erinnern, dass dein Gehirn und deine Hormone von Fetten abhängig sind. Wenn du nicht genügend hochwertiges Fett zu dir nimmst, geraten deine Hormone aus dem Gleichgewicht. Zu den hochwertigen Fetten gehören beispielsweise tierische Fette, Nüsse und Avocados. Was die Wissenschaft über Fett betrifft, so ist immer noch unklar, was Herzkrankheiten verursacht und was nicht. Im Wesentlichen wurde nie ein begründender Zusammenhang zwischen dem Konsum von gesättigten Fetten und Herzerkrankungen nachgewiesen. Wenn man bedenkt, dass fast die gesamte Fettaufnahme der Jäger und Sammler aus tierischen Fetten (gesättigten Fetten) bestand, macht es Sinn, dass unser Körper gut an diese Nahrungsmittel angepasst ist. Es ist eine gute Idee, den Fettkonsum mit einem Gesundheitsexperten zu besprechen, wenn du darüber nachdenkst, deine Ernährung umzustellen.

Natürlich kann auch der Konsum von alkoholischen Getränken, bestimmten Medikamenten und Koffein am Abend den Schlafzyklus stören. Die allgemeine Regel ist, dass man nach der letzten Mahlzeit des Tages nur noch Wasser trinken sollte.

Nachtkrämpfe

Wenn du manchmal nachts aufgrund von Krämpfen aufwachst, nimmst du möglicherweise nicht genug Salz mit den Mahlzeiten zu dir oder du dehydrierst im Schlaf. Um zu testen, was die Ursache ist, versuche eine Woche lang, Wasser neben dem Bett zu haben. Du wirst vielleicht feststellen, dass du kurz vor dem Beginn eines Krampfes aufwachst, also trinke zu diesem Zeitpunkt etwas Wasser. Wenn das die Krämpfe aufhält, dann weißt du, dass du unter Dehydrierung leidest. Bessere tägliche Hydratation ist die Antwort.

Die Grundregel ist, ständig Zugang zu Wasser zu haben, an dem man immer dann nippt, wenn man Durst hat. Achte darauf, nicht mehr als etwa sieben normale Schlucke Wasser in einem Zeitraum von 15 Minuten zu konsumieren. Andernfalls wird eine Nierenspülung angeregt, also der plötzliche Drang zu urinieren, nachdem du zu viel getrunken hast. Wenn das Trinken eine Nierenspülung stimuliert, nimmt unser Körper das Wasser nicht auf, sodass wir immer noch dehydriert sein können.

Wenn das Nippen an Wasser die Verkrampfung nicht auflöst, dann kannst du versuchen, eine halbe Tasse Salzwasser nach dem Abendessen zu trinken. Salz ist ein Elektrolyt. Mache das Wasser so salzig, dass du das Salz deutlich schmeckst, aber nicht so salzig, dass dir davon schlecht wird.

Hinweis: Eine erhöhte Salzaufnahme kann zu hohem Blutdruck führen, was einen Schlaganfall zur Folge haben kann. Wenn du an Bluthochdruck leidest, besteht eine gute Chance, dass du bereits zu viel Salz in deiner Ernährung hast. In diesem Fall kann es in deiner Ernährung an einem anderen Elektrolyten mangeln. Es wäre ratsam, dich mit deinem Arzt in Verbindung zu setzen, um das Problem anzugehen.

Hitzewallungen

Du kannst auch unter Schlafstörungen leiden, wenn du dich in den Wechseljahren befindest und Hitzewallungen bekommst. Laut der medizinischen Wissenschaft beginnen Hitzewallungen, wenn sich die Blutgefäße nahe der Hautoberfläche erweitern, um den Körper abzukühlen. Wenn sich die Gefäße ausdehnen, beginnen wir, stark zu schwitzen. Einige Personen erleben auch Schüttelfrost und einen schnellen Herzschlag.

Viele Frauen, die sich in den Wechseljahren befinden, erleben nächtliche Hitzewallungen, die sie aus dem Schlaf reißen. Wenn uns einmal heiß ist und wir verschwitzt sind, ist es uns oft unmöglich, wieder einzuschlafen.

Frauen leiden am häufigsten an Hitzewallungen, aber auch Männer können davon betroffen sein. Die meisten Männer sind sich nicht bewusst, dass sie an Hitzewallungen leiden können. Und viele Männer mittleren Alters wachen vielleicht dadurch auf, erkennen aber nicht, dass sie Hitzewallungen haben. Wenn du mehrmals pro Woche schweißgebadet aufwachst, ist die Wahrscheinlichkeit hoch, dass du unter Hitzewallungen leidest.

Es gibt jedoch relativ wirksame Methoden, um mit Hitzewallungen umzugehen. Die erste und offensichtlichste ist die Abkühlung des Körpers kurz vor dem Schlafengehen. Du kannst zum Beispiel in ein kühles Bad steigen. Es ist auch ratsam, den Raum, in dem du schläfst, etwas kühler zu halten und nicht zu viele Decken zu verwenden. Wenn deine Körpertemperatur beim Schlafen nur ein wenig kühler ist als sonst, kannst du Hitzewallungen minimieren.

Auch wenn du Hitzewallungen vielleicht nicht ganz stoppen kannst, kannst du einige Dinge tun, um sie zu reduzieren. Hier sind einige Hitzewallungsstimulatoren: Stress, Koffein, Alkohol, scharfes Essen, enge Kleidung, Hitze und

Zigarettenrauch. Die Reduzierung dieser Stimulatoren kann einen großen Beitrag zur Eindämmung von Hitzewallungen leisten.

Sobald du eine Hitzewallung bekommst, wirst du so schnell wie möglich wieder einschlafen wollen. Um dies zu unterstützen, solltest du den Körper durch Entfernen einiger Decken abkühlen. Vielleicht findest du auch, dass tiefes Atmen sehr hilfreich ist, um den Körper zu entspannen, damit er so schnell wie möglich wieder einschlafen kann.

Wenn Hitzewallungen einmal begonnen haben, neigt der Durchschnittsbürger dazu, sie sieben Jahre lang zu erleben, sodass sie mit der Zeit womöglich nicht mehr auftreten, selbst wenn du nichts dagegen unternimmst.

Aufwach-Plan

Die Art und Weise wie wir aufwachen, ist genauso wichtig wie die Dauer des Schlafes. Wenn wir wirklich gut geschlafen haben, neigen wir dazu, mit einem klaren, lebhaften Geist aus dem Bett zu springen, bereit, unseren Tag zu beginnen. Wenn wir über einen längeren Zeitraum hinweg nicht gut geschlafen haben, werden wir morgens nicht mehr so einen Effekt erleben. Ebenso werden wir, wenn uns ein inspirierender Grund fehlt, jeden Tag energisch aufzustehen, dazu neigen, lange Zeit einfach nur dazuliegen und nicht aufstehen zu wollen. Wenn du jeden Tag einen wichtigen Grund findest, um aufzustehen, kannst du schneller aus dem Bett kommen, und das verbessert die Qualität deines Tages und deines Schlafs.

Ein guter Weg, um etwas Energie in den Morgen zu bringen, ist, schon am Abend vorher zu planen, was du am nächsten Morgen tun wirst, nachdem du aufgewacht bist. Du solltest deine Absichten und Aktivitäten kurz vor dem Schlafengehen festlegen.

Nimm dir eine Minute Zeit, um deinen Morgen zu planen. Berücksichtige die folgenden Elemente:

- Aufwachzeit
- Aufstehzeit (versuche, sie mit der Aufwachzeit gleichzusetzen)
- Urinieren
- Dehnen
- Gesichtsreinigung oder Dusche mit kaltem Wasser
- Meditation und/oder vagale Atmung

Natürlich hättest du gerne einen inspirierenden Grund, der dich durch jeden Tag trägt, aber das ist vielleicht nicht immer täglich der Fall. Schließlich arbeiten viele von uns in erster Linie, um die Rechnungen zu bezahlen und tun nicht das, was uns wirklich inspiriert. Obwohl das für viele von uns der Fall sein mag, müssen wir dennoch einen Plan für unsere morgendliche Aufstehzeit haben.

Lege jede Nacht vor dem Schlafengehen deinen Plan und deine Absicht fest, aus dem Bett zu springen und etwas Gesundes zu tun. Du wirst entdecken, dass wenn du deine Pläne für den nächsten Morgen in der Nacht davor machst und eine starke Absicht festlegst, du früher und mit mehr Inspiration aufstehst, um die Herausforderungen des bevorstehenden Tages zu bewältigen. Diese Einstellung wird es dir ermöglichen, dich jeden Tag mehr zu engagieren, was wiederum zu einem besseren nächtlichen Schlaf führt.

Bewegung

Tägliche Bewegung hilft dem Körper nachweislich, die Hormone zu regulieren. Wenn du dich nicht jeden Tag ausreichend bewegst, ist jetzt ein guter Zeitpunkt, damit zu beginnen. Ohne ausreichende tägliche Bewegung schläft dein Körper nicht so gut, als wenn du trainieren würdest. Der Einfluss von Bewegung auf den Schlaf ist am deutlichsten bei sehr energischen Personen zu sehen.

Solche Personen werden, wenn sie sich nicht bewegen, dazu neigen, sich leicht aufzuregen oder gereizt zu sein. Diese Gereiztheit wirkt sich nicht nur auf ihre Beziehungen, sondern auch auf ihre Schlafqualität aus, denn ihr Körper wird einfach nicht in der Lage sein, sich zu entspannen.

Menschen, die sehr wenig Energie haben, müssen sich auch bewegen, um besser schlafen zu können, denn Bewegung erhöht die Durchblutung des Gehirns und der lebenswichtigen Organe, was wiederum die Gesundheit und Vitalität erhöht. Solche Personen schlafen durch Bewegung besser und wachen mit einer hohen Motivation auf.

Der menschliche Körper ist aus evolutionärer Sicht immer noch ein Jäger-Sammler-Körper, was bedeutet, dass er sich, um gesund zu sein, jeden Tag bewegen muss, als ob er jagen und sammeln gehen würde. Jäger und Sammler gehen normalerweise etwa acht Kilometer pro Tag, und das sollten wir auch tun.

Das Gehen ist eine der besten Aktivitäten für den Körper, denn alle anderen Körpersysteme werden durch die Bewegungen des Gehens gestrafft. Wenn wir nicht genug Bewegung bekommen, werden wir nicht so gut schlafen und unser Körper kann nicht so effizient verdauen, wie er es bei einer guten Bewegung tun würde.

Natürlich können auch viele andere nützliche Übungen der Gesundheit zugutekommen. Beispiele hierfür sind Yoga, Tai-Chi, Tanzen, Wandern, Schwimmen, Gewichtheben und Herz-Kreislauf-Übungen. Versuche, wenn möglich, eine Sportart zu finden, die dir Spaß macht, denn das wird dich jeden Tag motivieren, sie auszuführen.

Grundsätzlich wollen wir den Körper durch gesunde Bewegung in Fluss halten. Um die Gesundheit unseres Körpers und unseres Gehirns zu verbessern, wollen wir stark und stabil, aber auch flexibel sein und mit extremen Wetter- und Feuchtigkeitsbedingungen umgehen können.

Irgendwann kann dein Körper durch eine Verletzung oder Krankheit gebrechlich werden. Tue zu diesem Zeitpunkt, was du kannst, um so stark und flexibel wie möglich zu bleiben. Wenn du dich ausruhen musst, dann solltest du dich unbedingt ausruhen. Es gibt keinen Grund, übermäßig willentlich oder ideologisch in Bezug auf Sport zu werden. Bewege dich stattdessen schrittweise in Richtung besserer Gesundheit. Wenn sich dein Gesundheitszustand allmählich verbessert, wirst du feststellen, dass sich auch deine Schlafqualität verbessert.

Gesunde Ernährung

Obwohl wir bereits über die Ernährung gesprochen haben, gibt es in diesem Bereich noch viel mehr zu erforschen. Die Medizin und die Psychologie beginnen zu entdecken, dass ein Großteil unserer Depressionen und Ängste durch unsere Ernährung verursacht wird.

Eine der größten Herausforderungen für einen Meditierenden hat mit dem Energieniveau zu tun. Wenn wir viel Kohlenhydrate und Zucker essen, neigt unser Blutzuckerspiegel zu einem Anstieg, der die Insulinausschüttung auslöst, was dann einen Blutzuckerabsturz zur Folge hat. Wenn unser Blutzuckerspiegel sinkt, erleben wir eine erhöhte Anspannung und eine verminderte geistige Klarheit und Bewusstheit.

Die Idee mag schwer zu begreifen sein, aber die von der medizinischen Gemeinschaft empfohlene Diät ist vielleicht nicht so hilfreich wie sie scheint. Wenn du als Jäger und Sammler leben würdest, würdest du den größten Teil deiner Nahrungsaufnahme in Form von Fett und Eiweiß zu dir nehmen. An zweiter Stelle würde Gemüse stehen. Als letztes wären komplexe Kohlenhydrate und Zucker verfügbar, da Getreide und Beeren stark saisonabhängig sind. Kurz gesagt, die Jäger-Sammler-Ernährung ist fast das genaue Gegenteil der Empfehlungen der Ernährungspyramide.

Das Gehirn besteht in erster Linie aus Lipiden, also Fetten, und deshalb ist es wichtig, dass wir hochwertige Fette als Bausteine für die Gehirnzellen aufnehmen. Deine erste Mahlzeit am Tag sollte fett- und eiweißintensiv sein, was für eine lange, gleichmäßige Kalorienverbrennung sorgt, die dein Energieniveau den ganzen Tag über stabil hält.

Heutzutage ist das intermittierende Fasten populär geworden. Das intermittierende Fasten ist eine Form, die man jeden Tag oder jeden zweiten Tag praktiziert. Der Schlüssel zum intermittierenden Fasten liegt darin, dass das Zeitfenster zwischen der letzten Mahlzeit am Abend und der ersten Mahlzeit am nächsten Morgen mindestens zwölf Stunden betragen sollte, damit dein Körper mindestens zwölf Stunden ohne jegliche Kalorien- oder Chemikalienzufuhr auskommen kann. So kann der Körper in der Leber gespeichertes Fett zur Energiegewinnung verbrennen. Wenn du eine fettreiche Diät mit drei Mahlzeiten am Tag ohne intermittierendes Fasten einnimmst, wird dein Körper weiterhin Cholesterin in der Leber und im Blutkreislauf speichern und das kann deinen Cholesterinspiegel in die Höhe schnellen lassen.

Mir persönlich gefällt das intermittierende Fasten sehr gut, weil es sich sehr eng an unseren natürlichen Esszyklus als Jäger und Sammler anlehnt. Die Hauptjagdzeiten liegen mehrere Stunden vor und nach Sonnenaufgang und Sonnenuntergang, denn in diesen Stunden kehren die tagaktiven Tiere in ihre Höhlen zurück oder legen sich zum Schlafen nieder, während die nachtaktiven Tiere herauskommen, um Nahrung und Ressourcen zu finden. Die Natur ist in diesen solaren Übergangszeiten am aktivsten, was bedeutet, dass wir als Jäger und Sammler in diesen Zeiten jagen und nicht essen würden.

Wenn du von deiner morgendlichen Jagd zurückkommst, wirst du wahrscheinlich nicht vor 9 oder 10 Uhr morgens essen. Wenn du eine fette, eiweißreiche Mahlzeit essen würdest, wärst du erst sieben oder acht Stunden später wieder hungrig, sodass du vor deiner abendlichen Jagd wieder essen würdest. Außerhalb dieser Mahlzeiten würdest du wahrscheinlich nichts anderes als Wasser zu dir nehmen.

Wenn du dich an den Essenszeitplan der Jäger und Sammler hältst, liegen wahrscheinlich sechzehn Stunden zwischen deinen Mahlzeiten, was eine ideale Fastenzeit ist. Wenn du diesem Plan folgst, wirst du vielleicht überrascht sein, dass du zwischen den Mahlzeiten weniger hungrig bist, insgesamt weniger isst und dein Essen während der Mahlzeit viel mehr genießt. Auf lange Sicht hast du dank des intermittierenden Fastens wahrscheinlich mehr Energie und schläfst auch besser.

Was Gemüse und Obst betrifft, so esse ich es bei meinem Abendessen. Ich versuche, so viele Variationen wie möglich zu mir zu nehmen. Du kannst diese Strategie ausprobieren, um zu sehen, wie sie für dich funktioniert. Hier sind einige großartige pflanzliche Optionen auf der Grundlage von Farben. Wenn du so viele Farbvariationen wie möglich in deine Ernährung aufnimmst, hast du eine größere Auswahl an Nährstoffen und Phytochemikalien, die deine Gesundheit unterstützen.

Gelb (Kürbisse, Paprika, Bananen, Grapefruit)

Orange (Paprika, Kürbis, Karotten, Orangen, Süßkartoffeln)

Grün (Spinat, Grünkohl, Brokkoli, Spargel, grüne Bohnen)

Rot (Radieschen, rote Tomaten, rote Paprika, Wassermelone, Guave, Rüben)

Blau/Violett/Schwarz (Blaubeeren, Brombeeren, Pflaumen, Rotkohl, Aubergine)

Weiß (Rüben, Blumenkohl, Winterrettich, Pastinaken, Lauch, Knoblauch)

Das Bewusstsein ist der Schlüssel zu einer Ernährung, die für dich gut funktioniert. Achte darauf, wie dein Körper auf verschiedene Lebensmittel reagiert.

Nahrungsmittel-Intoleranz

Aus irgendeinem unbekannten Grund kommen Lebensmittelallergien und -empfindlichkeiten immer häufiger vor. Diese Erkrankungen können das Verdauungssystem verwüsten und zu einem Leaky-Gut-Syndrom, Morbus Crohn, Colitis, chronischen Entzündungen und vielen anderen Erkrankungen führen.

Wenn du den Verdacht hast, dass du an einer Nahrungsmittelempfindlichkeit oder -allergie leidest, kannst du eine Eliminationsdiät in Betracht ziehen, um Lebensmittel, die dir Probleme bereiten könnten, auszusondern. Eine typische Eliminationsdiät besteht ausschließlich aus weißem Reis und Lamm, denn es gibt nur sehr wenige Menschen, die diese Nahrungsmittel nicht vertragen.

Eine Eliminationsdiät sollte mehrere Monate andauern. Im ersten Monat isst du nichts anderes als die bekannten sicheren Lebensmittel wie Lamm und Reis. Der Grund dafür, dass wir einen Monat lang nur Lamm und Reis essen, ist, dass das Verdauungssystem so viel Zeit braucht, um sich von der ständigen Lebensmitteleinnahme zu erholen, die unsere Probleme anfangs verursacht hat. Wenn wir zu früh Elemente zu unserer Eliminationsdiät hinzufügen, wird es unmöglich sein, die Ursache des Problems herauszufinden, weil unser Körper nie einen Nullpunkt erreicht hat: Einen Zustand, in dem er nicht entzündet ist und überreagiert. Lass die Entzündung abklingen, was etwa einen Monat dauert, bevor du neue Nahrungsmittel hinzufügst.

Wenn du an einem Punkt angelangt bist, an dem du bereit bist, ein neues Lebensmittel zu deiner Ernährung hinzuzufügen, probiere es ein einziges Mal aus und warte ein paar Tage, um festzustellen, ob dir das neue Lebensmittel Probleme bereitet. Wenn du innerhalb von ein oder zwei Tagen nach dem Verzehr der neuen Nahrung feststellst, dass du im Mund Wunden hast, dein Rektum oder deine Haut juckt, du Pickel oder Ausschläge bekommst, Blähungen auftreten oder dein Kiefer, deine Schultern oder dein unterer Rücken angespannt sind, ist das ein Hinweis darauf, dass diese Nahrung zu diesem Zeitpunkt nicht für dich geeignet ist. Lasse die Nahrung aus deiner Ernährung wegfallen und warte, bis die Symptome abklingen, bevor du ein anderes Nahrungsmittel in die Mischung aufnimmst.

Für die meisten Menschen dauert es viele Monate, bis sie herausgefunden haben, was für sie gut funktioniert und was nicht. Die Zeit, die man braucht, um seine Nahrungsmittel auf diese Weise festzulegen, zahlt sich aber auf lange Sicht aus, denn mit weniger Entzündungen erleben wir weniger Angst, mehr Energie und mehr Klarheit – eine bessere Lebensqualität.

Bevor du mit einer neuen Diät beginnst, wäre es jedoch ratsam, deinen Arzt aufzusuchen.

Kapitel 19

Wahrnehmungsvorurteile
überwinden

Als menschliche Wesen leiden wir unter einer Reihe unbewusster Vorurteile, die unsere Wahrnehmung von uns selbst, anderen, der Gesellschaft und der Welt stark verzerren können. Im Allgemeinen leiden wir unter drei primären Kategorien von Verzerrungen: instinktiven Negativitätsvorurteilen, emotionaler Voreingenommenheit und Wertvorurteilen. Um unsere Lebensqualität zu verbessern, ist es klug, sich dieser Vorurteile und ihrer Auswirkungen auf unsere Wahrnehmungen und Reaktionen bewusst zu werden.

Instinktive Negativitätsvorurteile

Der Mensch hat eine unbewusste Neigung zu einem negativen Bewusstsein, d.h. wir sind viel stärker motiviert, einen Verlust zu vermeiden, als etwas zu gewinnen. Als Autor weiß ich zum Beispiel, dass eine schreckliche Leseerfahrung mir eine viel höhere Anzahl negativer Rezensionen einbringt als eine wunderbare Leseerfahrung positive Rezensionen erzeugt. Einfach gesagt, Menschen sind mehr motiviert, Negativität auszudrücken, als Positivität.

Psychologische Studien haben immer wieder gezeigt, dass wir viel mehr Angst davor haben, Geld zu verlieren, als Freude daran haben, es zu gewinnen. Deshalb neigen die Menschen dazu, viel schneller Maßnahmen zu ergreifen, die einen Verlust verhindern, als ein Risiko einzugehen, das zu einem Gewinn führen könnte. Aus diesem Grund sind wahre Unternehmer eher selten zu finden.

Diese instinktiven Negativitätsvorurteile lassen sich durch den evolutionären Prozess erklären, der das Überleben des Stärkeren belohnt. Aus einer Überlebensperspektive ist es wichtiger, auf eine Gefahr zu achten, als seine Aufmerksamkeit auf einen möglichen Zuschuss zu lenken. Der Griff in ein Bienennest ist psychologisch sehr belastend, aber er verblasst im Vergleich zu einem Tigerangriff.

Obwohl die instinktiven Negativitätsvorurteile ein überlebenswichtiges Instrument sind, sind wir, wenn sie ein unbewusster Prozess bleiben, dazu verdammt, unglaubliche Gelegenheiten zur Bereicherung unseres Lebens zu verpassen. Die Voreingenommenheit wird uns auf dem bisher bewährten Weg halten, nämlich der Weg, auf dem wir uns wohl fühlen, der uns aber normalerweise Grenzen setzt. Der Meditationsprozess erfordert von Natur aus, die instinktiven Negativitätsvorurteile herauszufordern, damit wir unser Leben durch das Licht der Klarheit verbessern können.

Fange an zu bemerken, wie du härter darum kämpfst, etwas Kostbares nicht zu verlieren, als etwas Nützliches zu gewinnen. Es mag Zeiten geben, in denen du etwas verlieren musst, um etwas Wichtigeres zu gewinnen. Zum Beispiel kannst du durch deinen Meditationsprozess feststellen, dass dir deine Karriere überdrüssig geworden ist. Du fühlst dich vielleicht inspiriert, das Risiko einzugehen, etwas anderes mit deinem Leben zu machen. Wenn die Negativität zu Wort kommt, kann es sein, dass du deine Träume zügelst und den sicheren Weg wählst, nur um Jahre später in einer Midlife-Crisis zu enden.

Emotionale Voreingenommenheit

Neben der Tendenz, Negativität über Positivität zu stellen, sind die Menschen auch emotional befangen, was die Sache noch komplizierter macht. Wenn wir zum Beispiel in einem sehr positiven emotionalen Zustand sind, zum Beispiel wenn uns jemand etwas sagt, das wir wirklich hören wollen, neigen wir dazu, nur die positiven Dinge um uns herum wahrzunehmen und die Negativität zu übersehen. Aber wenn wir uns in einem sehr negativen emotionalen Zustand befinden, konzentrieren wir uns zu sehr auf das Negative um uns herum, egal wie belanglos es ist, und wir neigen dazu, das Positive nicht wahrzunehmen.

Der Psychologe Paul Ekman beschrieb diese Stimmungsschwankungen in seinem Buch *Gefühle lesen - wie Sie Emotionen erkennen und richtig interpretieren* (Originaltitel *Emotions Revealed*) als die emotionale unempfängliche Phase (*Emotional Refractory Period*, kurz *ERP*).

Laut Dr. Ekman ist ein einfacher Weg, das Phänomen zu verstehen, sich an ein Gespräch zu erinnern, in dem dein Gegenüber etwas sagte, das dich aus dem Gleichgewicht gebracht hat. Du erinnerst dich vielleicht daran, dass du dich nicht schnell genug erholen konntest, um der Person passend zu antworten.

Wenn wir uns in der emotionalen unempfänglichen Phase befinden, gibt es eine Zeitspanne, in der wir von Emotionen erfasst werden, die unsere emotionalen Filter dazu veranlassen, sich auf das zu konzentrieren, was zu unserer aktuellen Emotion passt.

Menschen, die verliebt sind, sind zum Beispiel typischerweise nicht in der Lage, die Unzulänglichkeiten oder Fehler ihrer Partner zu erkennen. Ein anderes Beispiel ist, wenn du unbedingt ein neues Auto kaufen willst und dein Verstand wahrscheinlich all die großartigen Dinge an diesem Auto vor dir rechtfertigen wird, während er all die negativen Dinge beschönigt.

Viele Streitigkeiten werden durch die ERP hitzig, denn während dieser emotional angespannten Zeit kann es passieren, dass man an der anderen Person nichts anderes als das Negative sehen kann. Plötzlich sucht dein Gedächtnis alles heraus, was er oder sie jemals falsch gemacht hat, und es erinnert sich nicht an die großartigen Dinge, die vielleicht getan worden. Wenn man uns in der ERP fragt, ob wir positive Eigenschaften von jemandem nennen können, auf den wir gerade wütend sind, könnte es sich als sehr schwierig erweisen, auch nur eine gute Sache zu erwähnen.

Tatsächlich sind wir in dieser Phase vorübergehend verrückt, denn wir können auf die Informationen und Erkenntnisse, die uns normalerweise zur Verfügung stehen, vorübergehend nicht mehr zugreifen. Nachdem die emotionale unempfängliche Phase vorüber ist, stellen wir fest, dass uns leicht Argumente einfallen, die uns bei unserer Auseinandersetzung geholfen hätten, uns aber nicht in den Sinn kamen, weil unsere Intelligenz durch die starke Emotionalität extrem gedämpft wurde.

Unabhängig davon, ob wir uns in einer positiven ERP oder einer negativen ERP befinden, in beiden Fällen sehen wir die Welt durch emotionale Filter, die unsere Klarheit einschränken. Die emotionale unempfängliche Phase ist eine völlig unbewusste Reaktion, die darauf hinweist, dass wir den Kontakt zum Bewusstsein völlig verloren haben.

ERP-Momente können blitzschnell und ohne Vorwarnung eintreten, wenn wir uns in einem Beta-Wellen-Zustand befinden. Sie treffen dich wie ein Tsunami, wenn deine Emotionen überhandnehmen und deine Beziehungen und dein Leben ins Chaos stürzen. Viele der größten Fehler, die wir in unserem Leben machen, sind ein Ergebnis des Zusammenbruchs in die hochemotionale, bewusstseinsunterdrückende ERP.

Wenn wir solche unbewussten Zustände durch Rechtfertigung nähren, ist es leichter, dieser Art von Unbewusstem zum Opfer zu fallen. Der Trick, um das Gehirn aus der ERP zu befreien, besteht darin, diese Episoden niemals zu rechtfertigen, wenn sie vorbei sind. Ja, die ERP wird dich wahrscheinlich noch von Zeit zu Zeit beeinflussen, aber finde keine Ausreden dafür. Gib stattdessen zu, zumindest dir selbst gegenüber, dass du in einen zutiefst unbewussten, emotionalen Zustand geraten bist und eine Zeit lang vorübergehend verrückt warst. Danach, sobald du kannst, meditiere dich selbst in einen Zustand des Bewusstseins zurück.

Die vagale Atmung funktioniert gut in solch intensiven, emotionalen Momenten. Wenn du dich dabei ertappst, wie sich etwas in dich regt, ist es ratsam, dich für längere Zeit von der Situation zu entfernen, um den Wechsel zur Alpha-Welle zu ermöglichen. Halte dir vor Augen, dass Wut kein positives Ergebnis erzeugen wird. Und verzeihe dir, wenn du das manchmal vergisst.

Wenn wir feststellen, dass sich jemand anderes in der ERP befindet, wird die Tendenz dahin gehen, mit ihm zu diskutieren oder ihm durch Gegenbeweise zu zeigen, dass seine Wahrnehmung falsch ist. Diese Strategie wird sicher scheitern, weil dein Gegenüber nicht mehr in der Lage ist, auf angemessene Informationen zuzugreifen, um den Wert deines Gegenarguments zu erkennen. Anstatt seinen Fehler einzugestehen, wird er nur sehen, dass du ihm unrecht geben willst und sich noch weiter aufheizen. Die Menschen in der ERP sind unfähig, einzugestehen, dass sie womöglich falsch liegen.

Wenn wir uns in emotionalen Zuständen befinden, sehen wir die Welt im Wesentlichen durch den Filter unserer Gefühle, was bedeutet, dass wir nicht in der Lage sind, etwas anderes zu sehen als das, was wir in diesem Moment sehen wollen.

Wenn du bewusst genug bist, um zu erkennen, dass du dich in der ERP befindest, schlägt Dr. Ekman Folgendes vor: „Erstens, wenn es sich um eine negativ geladene ERP handelt, ist es besser, mit niemandem zu sprechen und keine Entscheidungen zu treffen. Es sind die Dinge, die wir sagen oder tun, die wir später bereuen. Nimm dir eine Auszeit. Wenn du das Gefühl hast, dass du dich abgekühlt hast und wieder klar denken kannst, kannst du die Situation erneut bewerten." Ekman rät auch, anderen zu sagen, dass du dich bei ihnen melden wirst. Er gibt den gleichen Ratschlag, egal ob wir uns in einem negativen oder positiven Zustand in der ERP befinden.

Die Ursache für die ERP liegt immer in der Vergangenheit, in alten, ungelösten Gefühlen. Diese ungelösten Gefühle stimulieren mentale Erzählungen, die unsere Wahrnehmung für die Realität verzerren und uns für die Wahrheit dessen, was um uns herum und in uns geschieht, unempfindlich machen.

Dr. Ekman stellte fest, je länger die emotionale unempfängliche Phase andauert, umso größer die Verzerrung der Realität und die Auswirkungen auf unser Leben. Laut Ekman wird eine Person, die einige Tage in der ERP bleibt, eine dauerhaft verzerrte Wahrnehmung der Realität haben, in Bezug auf die Ereignisse und Personen, die als Auslöser der ERP wahrgenommen wurden. Der beste Weg, um mögliche dauerhafte, negative Auswirkungen einzudämmen, ist die schnellstmögliche Korrektur der ERP-Episode.

Auch hier gilt: Wenn man einmal bemerkt, dass man in der ERP war, braucht man sich keine Vorwürfe zu machen, denn es kann jedem passieren. Anstatt dich mit Schuldzuweisungen zu quälen, ist es am besten, dich zu beruhigen und dich in einen Zustand der Meditation zu versetzen, sodass du die Wahrnehmungen, die du während der ERP hattest, ehrlich bewerten kannst.

Die Gefahren der ERP betreffen nicht nur Einzelpersonen, sondern auch ganze Nationen. Als Barack Obama Präsident wurde, waren viele Linke so sehr in ihn verliebt, dass sie keine Fehler sehen konnten, die er möglicherweise gemacht hatte. Viele auf der rechten Seite neigten dazu, nur das Negative zu sehen und nicht zuzugeben, wenn er etwas Gutes für das Land getan hatte.

Als Donald Trump sein Amt übernahm, wurde die emotionale Voreingenommenheit noch extremer. Für viele auf der linken Seite ist Trump der Teufel. Für viele auf der rechten Seite ist er der Retter. Die emotionalen Verzerrungen werden wahrscheinlich noch jahrzehntelang anhaltende, reale Auswirkungen haben, da die Seiten in ihren Vorurteilen und der daraus resultierenden Rhetorik und Handelsweise immer weiter polarisieren.

Der Weg zu einem mächtig transparenten, politischen System besteht darin, mächtig transparente Individuen zu haben, die sich nicht mehr so leicht durch die emotionalen Muster ihrer Vergangenheit manipulieren lassen.

Wertvorurteile

Es gibt eine weitere Vorurteilsgruppe, die das Bewusstseins zusammenbrechen lässt, ähnlich wie die emotionale Verzerrung, die durch die ERP stimuliert wird. Diese Voreingenommenheit bezieht sich auf unsere höchsten Werte.

Jede Person hat eine hierarchische Werteordnung, die weitgehend bestimmt, wie sie die Realität um sich herum sieht und beurteilt. Die meisten Menschen nehmen an, dass sie ihre Wertehierarchie selbst ausgesucht haben, aber in Wirklichkeit ist die Wertehierarchie weitgehend unbewusst. Sie rührt von der Dynamik der Vergangenheit her, die sich aufgrund unserer Genetik, Persönlichkeit, Kindheitseinflüsse, Kultur und Ideologien, die wir ohne Frage angenommen haben, Trauma und andere festgefahrene emotionale Energien ausdrückt. All diese Kräfte laufen zusammen, um die Hierarchie der unbewussten Werte zu konstruieren, die unser Leben regiert.

Das Bewusstwerden deines höchsten, unbewussten Wertes ist entscheidend für die Verbesserung deiner Lebensqualität. Was auch immer dein Wert sein mag, er ist deine dominante, motivierende innere Kraft.

Der Schlüssel zur Entdeckung deines höchsten Wertes ist festzustellen, welcher Wert gegen andere gewinnt, wenn er unter Druck gesetzt wird. Wenn wir zum Beispiel bereit sind, für Geld zu lügen, dann wissen wir, dass Reichtum oder sozialer Status in unserer unbewussten Wertepyramide eine höhere Priorität hat als Ehrlichkeit. Viele Menschen sagen, dass Ehrlichkeit ihr höchster Wert sei, aber in Wahrheit gibt es nur sehr wenige Menschen, für die Ehrlichkeit tatsächlich ihr höchster Wert ist. Die meisten Menschen entscheiden sich zu lügen, um freundlich zu sein, was beispielsweise zeigt, dass Freundlichkeit mehr Macht in diesen Menschen hat als Ehrlichkeit. Einige dieser Menschen, die sich unehrlich verhalten, um freundlich zu sein, sind aber nicht wirklich motiviert, freundlich zu sein, sondern sie versuchen nur, gemocht zu werden, was wiederum bedeutet, dass sie Freundlichkeit nicht so sehr schätzen wie Anerkennung. Für diese Person mag die Anerkennung der höchste Wert sein, gefolgt von Freundlichkeit, gefolgt von Ehrlichkeit, doch sie wird wahrscheinlich die Freundlichkeit als ihren höchsten Wert ansehen.

Freundlichkeit ist ein gutes Beispiel dafür, wie unbewusste Wertvorstellungen funktionieren. Eine übliche spirituelle Lehre in vielen Traditionen ist, dass Freundlichkeit der höchste Wert des Menschen sein sollte. Wenn man die Verbreitung dieser Ideologie bedenkt, liefert sie ein großartiges Beispiel für die Fallen unbewusster Voreingenommenheit. Egal wie edel ein Wert auf den ersten

Blick erscheinen mag, es gibt immer einen Widerspruch, eine Falle, die einen aus dem Bewusstsein herauszieht und heuchlerische Momente schafft, in denen man unbewusst seinem höchsten Wert widerspricht.

Wenn Freundlichkeit unser höchster Wert ist, neigen wir dazu, an unserem freundlichen Gegenüber nur die positiven Aspekte zu sehen und die Bereiche auszuschalten, in denen er oder sie Charakterfehler aufzeigt, ähnlich wie es in der ERP geschieht. Wenn wir jedoch jemanden als extrem unfreundlich empfinden, neigen wir dazu, alles zu übersehen, was er richtig gemacht hat und bemerken nur seine Fehler. Wir können sogar so weit gehen, dass wir aktiv alles abstreiten, was die Person vielleicht richtig gemacht hat. In solchen Momenten der Verzerrung, ob positiv oder negativ, kann es kein Bewusstsein geben, weil sich das Gehirn eindeutig im Beta-Wellen-Zustand der selektiven Aufmerksamkeit befindet.

Ganz gleich, wie intelligent wir als Individuen auch sein mögen, wenn wir nicht hochgradig bewusst sind, trägt unser emotionaler Zustand mehr Kraft in sich als unsere Intelligenz, denn Emotionen kommen aus einem tieferen, älteren Gehirn als unser rationaler Verstand, der die neueste Entwicklung des Gehirns darstellt. Je älter die Hirnstruktur, desto mehr Einfluss hat sie auf den Organismus.

Emotionen werden im limbischen System geschaffen, ebenso wie Motivationen und Erinnerungen. Wenn wir eine Wertvoreingenommenheit haben, die zum Beispiel Freundlichkeit als unseren höchsten Wert ansieht, dann werden wir sehr wahrscheinlich emotional reagieren, wenn wir jemanden als unfreundlich empfinden. Wenn diese emotionale Reaktion eintritt, könnte es passieren, dass wir aufhören, freundlich zu sein. Wir könnten gegenüber dem, der als nicht freundlich empfunden wird, aggressiv werden. In diesem Fall betrügen wir unbewusst unseren eigenen, höchsten Wert.

Es spielt keine Rolle, was unser höchster Wert ist, denn sie alle haben die gleiche Falle. Dein höchster Wert ist dein Richter. Er ist auch der Richter der Welt. Wenn dem höchsten Wert getrotzt wird, bewusst oder unbewusst, macht uns unsere emotionale Reaktion blind für die Realität und wir verhalten uns wie Heuchler.

Solange wir einen bestimmten höchsten Wert haben, werden wir zugunsten von Personen urteilen, die zu diesem Wert zu passen scheinen und gegen diejenigen, die nicht mit diesem Wert übereinstimmen.

Ein üblicher Wert eines narzisstischen Individuums ist seine Fähigkeit. Wenn Fähigkeit unser höchster Wert ist, neigen wir dazu, diejenigen, die weniger fähig sind, als Verlierer oder als Abschaum der Gesellschaft zu verurteilen. Ironischerweise werden wir dazu neigen, nur die Bereiche wahrzunehmen, in denen wir durchaus unsere Fähigkeiten haben, übersehen dabei aber Bereiche, in denen wir nicht so starke Fähigkeiten zeigen. Hinter dem Wert selbst verbirgt sich eine Voreingenommenheit gegenüber dem, was wir persönlich gut können, was unsere Gruppe hervorhebt oder was unsere Nation gut macht. Wir werden weitgehend blind sein für Bereiche, in denen wir nicht ganz auf der Höhe sind.

Niemand kann in allem gut sein, denn wir alle haben unsere Schwächen. Damit scheitert auch die Fähigkeit als höchster Wert. Jeder Wert hat Stärken und dazugehörige Schwächen, die zu Heuchelei führen.

Nur ein Wert erzeugt keine Heuchelei: das Bewusstsein. Es sieht alles ohne Verurteilung. Alle anderen höchsten Werte sind die unbewusste Eigendynamik der Zeitalter, die sich durch uns ausdrücken und mit ihrem Einfluss Verwüstung anrichten.

Mach dir das Bewusstsein zu eigen und befreie dich von der Vergangenheit.

Abschließende Gedanken zu Wahrnehmungsvorurteilen

Nimm wahr, dass du vielleicht negativ über die Motive anderer Menschen spekulierst, die dir offenbar Unrecht getan haben. Diese negativen Spekulationen über andere können blitzschnell passieren. Zum Beispiel, wenn du auf der Straße fährst und dir jemand den Weg abschneidet oder an einem Stoppschild vorbeifährt. In diesem Moment könnte dein Verstand etwas Schlechtes über diese Person oder ihre Motivationen sagen. Wenn das passiert, halte inne und bemerke, dass du auch nicht immer ein perfekter Fahrer gewesen bist. Erinnere dich daran, dass andere dich wahrscheinlich fälschlicherweise für etwas beschuldigt haben, dass die Motivation deiner Realität nicht widerspiegelt. Erinnere dich daran, dass du keine Möglichkeit hast, die Situation der anderen Person zu kennen, wenn diese dich nicht ausdrücklich über ihre Situation und Motivation aufgeklärt hat.

Anstatt automatisch Negativität auf andere Menschen zu projizieren, schau, ob du eine Erklärung dafür finden kannst, aus welchem Grund sie das getan haben, aber mit dem Wissen, dass selbst diese Gründe Spekulationen sind. Der Sinn der Übung besteht darin, mehr Flexibilität in deinem Gehirn zu schaffen, sodass es nicht mehr standardmäßig negative Motivationen projiziert. Unabhängig davon, ob die Spekulation positiv oder negativ ist, muss man nicht glauben, dass sie der absoluten Wahrheit entsprechen.

Bemühe dich, etwas Positives mit der Welt zu teilen. Sei dankbar. Sei fördernd. Sei großzügig. Diese Handlungen sind äußerst gesund für dein Gehirn, für andere Menschen und für die ganze Welt.

Kapitel 20

Emotionen leiten

Diese Tatsache über dein Gehirn mag dich vielleicht überraschen, aber ein großer Prozentsatz der Großhirnrinde hemmt die Wahrnehmung, um Informationen auszusortieren, die wir bewusst oder unbewusst für weniger wichtig halten. Dieses Screening ist aus mehreren Gründen notwendig. Erstens hat das, was wir unser „waches Fenster der Wahrnehmung" nennen könnten, eine begrenzte Datenbandbreite. Dementsprechend muss das Gehirn priorisieren, welche Informationen den Weg in unser waches Wahrnehmungsfenster finden, damit der Körper genügend Informationen für eine Überlebenschance hat.

Demzufolge verhindert das Gehirn, dass die meisten Informationen in unser Bewusstsein eindringen. Obwohl das Screening notwendig ist, kann der Prozess schiefgehen, je nachdem, wie wir unsere Aufmerksamkeit priorisieren. Wenn die Prioritäten aus dem Gleichgewicht geraten, schwindet unser Bewusstsein und unser Leben gerät aus dem Gleichgewicht.

Als ich in Japan lebte, hatte ich das Vergnügen, das Haus eines Freundes zu besuchen, der nur wenige Meter von den Gleisen eines Pendlerzugs entfernt wohnte. Ich erinnere mich, dass ich mit seiner Familie zu Abend aß und alle fünf Minuten ein kleines Erdbeben erlebte, als der Zug vorbeifuhr. Das Geräusch war überwältigend und für mich extrem störend.

Ich fragte meinen Freund, wie er so nahe an den Gleisen leben konnte. Zu meiner Überraschung sagte er, dass er kaum noch bemerkte, wenn die Züge vorbeifuhren.

„Hält der Lärm und die Vibrationen euch nachts nicht wach?", fragte ich ungläubig.

„Nein, nicht wirklich. In den ersten Wochen störte mich das sehr, aber danach habe ich es nicht mehr bemerkt. Wenn ich mich darauf konzentriere, werde ich es natürlich genauso empfinden wie du, aber es ist keine Ablenkung mehr. Wir haben uns einfach daran gewöhnt."

Das Gehirn meines Freundes hatte eine ausgezeichnete Arbeit geleistet, um Informationen herauszufiltern, die als nicht hilfreich angesehen wurden. Betrachte deinen Herzschlag. Die meisten Menschen sind völlig unfähig, ihren Herzschlag zu fühlen, es sei denn, er rast oder sie haben eine Art von Herzproblem, bei dem sie den Herzschlag deutlich spüren.

Du wirst vielleicht überrascht sein, dass wir uns im Laufe der Zeit des Pulses im Körper bewusst werden können, wenn wir ihm mit unserer Aufmerksamkeit Priorität einräumen. Du kannst deinen Puls überall im Körper und zu jeder Zeit wahrnehmen. Es ist erstaunlich, seinen Tanz überall deutlich zu spüren.

Die Frage ist, warum sind wir nicht alle in der Lage, unseren Puls zu fühlen? Er ist eigentlich nicht schwer zu erkennen, denn dein Körper wird durch die Kraft dieser Impulse körperlich bewegt. Die einzige Barriere für unser Bewusstsein ist der unbewusste Filter.

Vielleicht bist du nicht daran interessiert, deinen Puls zu fühlen und das ist in Ordnung, aber dein Gehirn filtert andere Informationen heraus, die du klugerweise bemerken solltest, wie zum Beispiel den Zustand, wenn du kurz davor stehst, eine starke emotionale Reaktion zu haben.

Damit eine Emotion zum Ausdruck kommen kann, muss der Körper in einer Haltung sein, die mit dieser Emotion einhergeht. Um zu verstehen, wie sich Emotionen ausdrücken, können wir ein Wortspiel mit dem Begriff *Emotionen* machen, indem wir uns sein E als Energie vorstellen. E-Motion bedeutet dann „die Energie der Bewegung".

Jede Bewegung wird von Emotionen angetrieben. Wenn du absolut keine Emotionen hättest, könntest du deinen Körper nicht bewegen und auch nicht denken, denn es gäbe keinen Treibstoff für diese Bewegungen.

Wenn man lernt, Tiere zu verfolgen und zu verstehen, wie Spuren entstehen, könnte man ein wertvolles Experiment durchführen, indem man seinen Körper bis zum Hals in den Sand vergräbt und dann Leute um sich herum laufen lässt, sodass man den Druck spüren kann, der durch die Gewichtsverlagerung auf der Sandoberfläche entsteht. Diese Auslöser verursachen Druckwellen, die sich von jedem Fußtritt in jede Richtung durch den Boden bewegen und die man spürt, wenn man im Sand vergraben ist.

Wenn wir unsere Emotionen erforschen, während wir buchstäblich vergraben sind, könnten wir einige seltsame Einschränkungen feststellen. Humor ist ein perfektes Beispiel dafür, wie unser Körper sich bewegen muss, um Gefühle zu empfinden. Wenn du zum Beispiel bis zum Hals eingegraben bist, wirst du schockiert feststellen, dass du nicht lachen kannst. Jemand könnte dir einen Witz erzählen, der bei dir normalerweise einen Lachanfall auslöst, aber in dieser Situation nicht einmal ein kleines Glucksen hervorruft, da dein Körper vergraben ist. Du würdest nicht nur nicht lachen können, sondern auch nicht das geringste bisschen Humor verspüren.

Nicht lachen zu können, während man eingegraben ist, ist eine völlig nachdenklich stimmende Erfahrung. Wir empfinden in einem solchen Zustand keinen Humor, weil der Sand oder die Erde in das Zwerchfell drückt und seine Bewegung einschränkt. Lachen kommt aus dem Zwerchfell, wenn es sich also nicht so bewegen kann, dass es Lachen zulässt, werden wir nicht nur nicht lachen, sondern auch keinen Humor empfinden können. Der Witz, egal wie lustig er für andere Menschen sein mag, wird bei dir keine emotionale Reaktion hervorrufen, was bedeutet, dass du dich ihm gegenüber völlig gleichgültig fühlen wirst. Emotionen sind immer an Bewegung gebunden und wenn Bewegung auf eine Weise eingeschränkt wird, dass sie den körperlichen Ausdruck einer bestimmten Emotion einschränkt, werden wir diese Emotion nicht fühlen.

Bewaffnet mit diesem Wissen und dem Bewusstsein über Körperpositionen und deren Einfluss auf Emotionen können wir bestimmte Gefühle unserer Wahl verstärken und andere, weniger gesunde, emotionale Muster einschränken.

Um eine solche transformierende Fähigkeit zu besitzen, müssen wir zuerst die Informationen priorisieren, die das Gehirn von unserem täglichen Wahrnehmungsfenster blockiert haben. Wir müssen interessiert sein und auf unsere Körperhaltung achten, wenn wir unterschiedliche Emotionen empfinden. Darüber hinaus sollten wir bemerken, wie diese Emotionen unser Atemmuster beeinflussen, denn jede Emotion wird von einer spezifischen Atmung begleitet. Indem wir unsere Körperhaltung und unsere Atmung bewusst ändern, können wir eine enorme Kontrolle über unsere Emotionen und Gedanken haben.

Wir können unseren erhöhten Bewusstseinszustand nutzen, um unsere Emotionen täglich auf unsere Körperhaltung und Atemmuster abzustimmen.

Wenn wir das tun, werden wir bald entdecken, dass wir durch unser Bewusstsein, unsere Haltung und unsere Atmung Macht über unsere Emotionen haben.

Versuche diese Übung: Erinnere dich an eine Zeit, in der du eine große Freude empfunden hast. Erlaube Gefühlen der Freude, deinen Körper einzunehmen und wenn du diese Freude körperlich spürst, achte auf deine Körperhaltung, deine Kopfhaltung und dein Atemmuster. Mache die gleiche Übung mit einer negativen Emotion, wie z.B. Traurigkeit. Erinnere dich an eine Zeit, in der du vor Trauer völlig niedergeschlagen warst. Spüre diesen Kummer am ganzen Körper, dann achte auf deine Haltung. Du wirst feststellen, dass sich deine Haltung in einem freudigen Moment sehr von der Haltung in einem traurigen Moment unterscheidet.

Wenn du einfach die Haltung der Freude einnimmst, wirst du entdecken, dass du innerhalb von ein oder zwei Minuten anfängst, dich freudiger zu fühlen. Umgekehrt wird das Einnehmen der Trauerhaltung innerhalb weniger Minuten Gefühle der Traurigkeit hervorrufen.

So wie man für jede Emotion eine Atmung und eine Haltung zuordnen kann, so gibt es auch eine Atmung und Haltung, die mit dem sphärischen Bewusstsein zusammenhängt. Um die Atmung und die Haltung in Bezug auf das sphärische Bewusstsein herauszufinden, solltest du dich in eine gute sphärische Bewusstseinsmeditation begeben, indem du den Schritten der Krieger-Meditation folgst. Sobald du dich sphärisch präsent und bewusst fühlst, nimm die Zustände deines Körpers wahr.

- Wie sitzt oder stehst du?
- Wie ist dein Atemmuster?
- Wie viel körperliche Spannung ist vorhanden?

Unsere Emotionen, unser Denken und Fühlen wahrzunehmen, und wie diese Dinge mit Körperhaltung und Atmung zusammenhängen, macht uns zu hochgradig bewussten Individuen, die in der Lage sind, das Unterbewusstsein konstruktiv zu lenken. Durch dieses Bewusstsein und diese Fähigkeit sind wir leicht in der Lage, unsere Neurologie auf konstruktive Weise umzuschreiben.

Kapitel 21

Sofortige Meditation

Nachdem du etwa einen Monat lang täglich die Krieger-Meditation praktiziert hast, besteht der nächste Schritt darin, die Zeit, die du in jedem Schritt des Meditationsprozesses verbringst, zu reduzieren, damit du die Fähigkeit entwickeln kannst, schneller in einen meditativen Zustand zu gelangen. Mit der Fähigkeit, schnell zu meditieren, kann die expansive Achtsamkeit leichter während deines Alltages angewandt werden.

Natürlich ist das Kriterium der Zwei-Sekunden-Meditation aus meiner Dojo-Tradition unmöglich, wenn wir alle sieben Schritte der grundlegenden TEM-Praxis durchlaufen wollen, aber beachte, dass ich nicht behauptet habe, dass diese sieben Schritte nicht entscheidend sind, um uns letztendlich zur Zwei-Sekunden-Meditation zu führen. Abgesehen von den Kampfkünsten, warum ist es notwendig, in weniger als zwei Sekunden einen Meditationszustand zu erreichen? In Anbetracht unserer modernen, schnelllebigen Gesellschaft und der wachsenden Epidemie von Angststörungen und Depressionen glaube ich, dass die Fähigkeit, sofort mit einem ruhigen, klaren Wesen in Kontakt zu kommen, nie so notwendig war wie heute.

Wie trainieren wir also unsere Gehirne, in einem Augenblick vom Beta- zum Alpha-Wellen-Zustand zu wechseln? Der Trick besteht darin, die Zeit, die wir jedem Meditationsschritt widmen, allmählich zu reduzieren. Die Krieger-Meditation hat sieben Schritte, wenn wir die vagale Atmung in den Prozess mit einbeziehen. Wenn wir als Anfänger jeden Tag fünfzehn Minuten üben, verbringen wir etwa zwei Minuten mit jedem Schritt, was eine gute Dauer für den Anfang ist.

Um auf schnellere meditative Fähigkeiten hinzuarbeiten, verwende einen Timer, den du auf eine Minute einstellst. Für jeden Schritt in der Krieger-Meditation werden wir nur eine Minute einplanen, was uns etwa die Hälfte der Zeit für den letzten Schritt der erweiterten Bewusstheit übrig lässt. Wenn du diesen letzten Schritt erreicht hast, bleibe für den Rest der Zeit in diesem erweiterten Zustand.

Wahrscheinlich wirst du feststellen, dass du in nur sieben Minuten in einen tiefen meditativen Zustand gelangen kannst. Wenn das der Fall ist, dann verkürze die Zeit zwischen den einzelnen Schritten noch weiter auf z.B. dreißig Sekunden. Die meisten Menschen sind selbst mit nur dreißig Sekunden zwischen den einzelnen Schritten in der Lage, in eine genauso tiefe Meditation einzutauchen, wie sie es tun würden, wenn sie jedem Schritt zwei Minuten zugeteilt hätten.

Reduziere die Zeiten zwischen den Schritten immer weiter, bis du dich herausgefordert fühlst. Wenn du die Krieger-Meditation jeden Tag fünfzehn Minuten lang praktizierst, würde ich wetten, dass du innerhalb von zwei Monaten in der Lage sein wirst, jeden Schritt in zehn Sekunden auszuführen und trotzdem einen kraftvollen, meditativen Zustand erreichst.

Wenn du das Stadium erreicht hast, in dem du mit nur fünf Sekunden pro Schritt eine kraftvolle Meditation erreichst, dann bist du bereit, den Sprung in die sofortige Meditation zu wagen.

Blitz-Meditation

Der Prozess der Blitz-Meditation ist einfach. Nimm dir zunächst einige Sekunden Zeit, um den Grad deiner inneren Unruhe zu bewerten. Wenn wir Unruhe auf einer Skala von eins bis zehn einordnen würden, wo würdest du dich in diesem Augenblick auf der Skala befinden? Achte darauf, das Gefühl von Aufregung in deine Beurteilung einzubeziehen, denn Aufregung ist eine Energie, die Stress verursacht, weil sie uns in die Beta-Welle bringt. Auch wenn die Aufregung Spaß machen kann, kann sie auch schnell überhandnehmen und zu einer unbewussten Reaktionsfähigkeit führen.

Im Allgemeinen würde eine Bewertung von vier oder höher auf der Unruheskala ein hohes Potenzial für unbewusste Reaktionsfähigkeit anzeigen, denn wenn die Energie der Unruhe schon so hoch ist, kann sie in nur einem Augenblick bis zu einer Zehn hochschnellen. Eine Bewertung von drei braucht etwas mehr Zeit, um in einen Zustand der scheinbaren Disharmonie zu gelangen. Bei einem Level von zwei dauert es etwas länger, um in einen reaktiven Zustand zu springen. Und mit einem Niveau von eins bist du fast unbeirrt. Auf diesem Niveau wird es eine gewisse Anstrengung und Zeit brauchen, um sich zu ärgern. Solange du dich in der inneren Beurteilung übst, wirst du immer besser in der Lage sein, deine persönliche Skala zu erkennen, also mache dir nicht zu viele Sorgen um eine anfängliche Unklarheit oder mangelnde Genauigkeit in der Beurteilungsphase.

Sobald du eine Beurteilung gemacht hast, gib dir nicht mehr als ein oder zwei Sekunden Zeit, um direkt zum letzten Schritt der Krieger-Meditation zu gehen, der entspannten sphärischen Bewusstheit. Wenn wir es richtig machen, scheint sich das Gefühl in uns und der Raum um uns herum zu beruhigen und unsere Atmung, unser Blutdruck und sogar unsere Herzfrequenz können sich verlangsamen. Was unsere Skala betrifft, so streben wir bei unseren Blitz-Meditationen eine Stufe zwei oder niedriger an, denn auf dieser Stufe haben wir eine viel größere Chance, den ganzen Tag über ruhiger zu bleiben.

Achte darauf, dass du nicht zu sehr über die Blitz-Meditation nachdenkst. Nutze deine Vorstellungskraft, um die Ausdehnung weit über den Körper hinaus zu spüren.

Wenn du über Wochen oder Monate hinweg regelmäßig die Blitz-Meditation praktizierst, solltest du eine Verbesserung deiner Bewertungen und die Tiefe der ruhigen Klarheit, die du erreichst, feststellen. Der gesamte Prozess der Blitz-Meditation sollte anfangs nicht länger als fünf oder zehn Sekunden dauern. Mit etwas Übung wirst du dir immer eines inneren Aufruhrs bewusst sein und du kannst dann die Bewertung deiner Unruhe überspringen und direkt zum sphärischen Bewusstsein übergehen.

Für die Integration der Meditation in deinen Alltag ist die Blitz-Meditation unverzichtbar. Wenn du dich an die Blitz-Meditation gewöhnt hast, wirst du wahrscheinlich feststellen, dass du den Ort des Bewusstseins selten komplett verlässt. Vielleicht hast du das Gefühl, dass selbst, wenn du dich konzentrierst, irgendwo im Hintergrund das Gefühl eines expansiven Bewusstseins dableibt. Du wirst dann in der Lage sein, „Vordergrund"- und „Hintergrund"-Bewusstsein zu erlangen, ähnlich wie du es mit Fenstern auf deinem Computer tust. Die Fenster des Geistes und des Bewusstseins werden dann zu Perspektiven, zwischen denen man je nach Umstand mit Leichtigkeit hin- und herwechseln kann. In diesem Stadium ist der gewohnheitsmäßige Verstand nicht mehr der Herr.

Einen Auslöser wählen

Zeitmesser wie Uhren, Wecker usw. können recht nützliche Auslöser sein. Das einzige Problem mit Zeitmessern ist, dass sie für die meisten von uns Smartphones sind. Nach vielen Experimenten habe ich entdeckt, dass Smartphones für die meisten Menschen das Anathema der bewussten Wahrnehmung sind.

Dank der weitreichenden Dopaminabhängigkeit, die viele von uns mit unseren Smartphones gefördert haben, neigen wir dazu, aus der Meditation herauszufallen, wenn wir auch nur einen Blick darauf werfen. Selbst für fortgeschrittene Meditierende können sich Smartphones als Erzfeind erweisen. Denke jedoch daran, dass unser Scheitern in Wirklichkeit Lektionen und Herausforderungen sind, die es zu überwinden gilt. Allerdings kann ein Smartphone anfangs eine zu große Herausforderung darstellen. Für Personen, die nicht süchtig nach ihren Smartphones sind, könnten sie ein großartiger Auslöser sein. Für alle, die Probleme mit Smartphones haben, ist es jedoch ratsam, zunächst einen anderen Auslöser zu wählen.

Der Schlüssel zur Wahl eines guten Auslösers hängt davon ab, wie oft wir bewusst auf diesen Auslöser zugreifen. Ein schlechter Auslöser könnte ein Bild in unserem Büro sein, das wir unbewusst ansehen, während wir ab und zu eine Pause einlegen. Da wir mit dem Bild nicht mit bewusster Absicht interagieren, hat es vielleicht nicht genug Kraft, um uns an die Blitz-Meditation zu erinnern. Wähle etwas aus, mit dem du absichtlich interagierst. Uhren sind in dieser Hinsicht großartig, gerade weil wir sie aus nur einer Absicht anschauen. Wir wollen mindestens fünf bis zehn Mal am Tag eine Blitz-Meditation praktizieren. Was immer du also wählst, es sollte etwas sein, dem du jeden Tag ständig mit Absicht begegnest.

Sobald du dich für einen Auslöser entschieden hast, musst du diesen Auslöser abspeichern. Dafür musst du den Blitz-Meditationsprozess mit dem Auslöser mindestens fünfmal nacheinander wiederholen. Schaue auf den Auslöser, blitze dich in ein entspanntes, sphärisches Bewusstsein und schaue dann weg. Dann schaue ihn noch einmal an und blitze wieder in ein entspanntes, sphärisches Bewusstsein. Wiederhole dies noch dreimal und du hast wahrscheinlich einen funktionierenden Auslöser eingerichtet.

Um diesen Auslöser zu testen, musst du ohne weitere bewusste Gedanken an die Blitz-Meditation durch deinen Tag gehen. Wenn du bei der nächsten Begegnung mit dem von dir bestimmten Stimulus daran erinnert wirst, dass du blitzartig meditieren musst, dann weißt du, dass der Auslöser gut eingestellt ist.

Wenn du nicht daran erinnert wirst zu meditieren, war entweder der Auslöser nicht gut eingestellt oder der Auslöser ist aufgrund deiner fehlenden zielgerichteten Interaktion mit dem Objekt keine gute Wahl.

Warnung: Jedes Mal, wenn das von dir gewählte Objekt dich an die Meditation erinnert und du dich dafür entscheidest, nicht zu meditieren, schwächst du den Auslöser. Um den Auslöser stark zu halten, müssen wir die Verbindung zwischen ihm und der Aktion der Blitz-Meditation immer wieder verstärken.

Kapitel 22

Zum Wesentlichen zurückkehren

Nachdem wir nun die vielfältigen, flexiblen Anwendungen und Möglichkeiten der Krieger-Meditation kennengelernt haben, ist es wichtig, den Leser daran zu erinnern, dass jede gute Ausbildung auf einem soliden Fundament von Grundlagen beruht. Mein Kampfkunstlehrer in Japan, Shizen Osaki, ein Meisterausbilder in mehreren Samurai-Künsten, sagt oft, dass das Geheimnis der Meisterschaft in den Grundlagen zu finden ist. Als ich mich mit der Tradition beschäftigte und mein Studium begann, war ich natürlich begierig darauf, mich durch die Grundlagen zu bewegen, um die verlockenderen, fortgeschrittenen Techniken zu erforschen. Ich fand es merkwürdig, dass mein Lehrer selbst ältere Schüler immer wieder daran erinnerte, auf die Grundlagen zu achten. Aber nachdem ich die Meisterlizenz erhalten habe und selbst Lehrer geworden bin, habe auch ich bemerkt, wie Menschen die Grundlagen überfliegen und dabei wichtige Elemente verpassen, was es schwieriger für sie macht.

In Bezug auf Grundlagen ist Meditation mit den Kampfkünsten vergleichbar. Eine Vernachlässigung der Grundlagen führt mit Sicherheit zu unnötigen Schwierigkeiten und verhindert möglicherweise das Können. Ähnlich wie mein Lehrer mich oft daran erinnert hat, ermutige ich auch meine Schüler, zu den Grundlagen zurückzukehren, um sie zu verfeinern, wenn sie in ihrer

Meditationspraxis auf eine scheinbar undurchdringliche Barriere stoßen. In meinen eigenen Studien kehre ich immer wieder zu den Grundlagen zurück und ich glaube, dies hat sich als enorm vorteilhaft für mein Leben erwiesen.

Im Hinblick auf die Mediation neigen wir nicht nur dazu, die Bedeutung der Grundlagen zu unterschätzen, sondern wir neigen auch dazu, die Praxis mit strenger Disziplin zu verbinden, eine Assoziation, die im Laufe der Zeit ihre eigenen Probleme verursacht. Die Verbindung von Meditation und Disziplin ist völlig verständlich, da viele der alten Traditionen, aus denen die moderne Meditation stammt, lehren, dass strenge Disziplin für die Meditation notwendig ist. Leider kann strenge Disziplin zu Starrheit führen und unnötige Anstrengung erzeugen, was in der Meditation eigentlich kontraproduktiv ist.

Darüber hinaus ist es eine weltweit verbreitete Lehre, dass alles, was sich lohnt, viel Anstrengung erfordert. Filme, Fernsehen und natürlich der Sport verherrlichen den Sieg durch Blut, Schweiß und Tränen, sodass Kinder und Erwachsene gleichermaßen davon träumen, um ihr Ziel zu kämpfen, damit sie auf der anderen Seite siegreich hervorgehen. Sicherlich reichen diese Fantasien tief in unsere genetische Vergangenheit hinein, als das Leben noch nicht so einfach war und der Kampf ums Überleben manchmal mit Händen und Füßen geführt werden musste.

Ich habe den größten Teil meines Lebens mit der Ausbildung in alten, japanischen Traditionen verbracht. Durch dieses Training entdeckte ich eine seltsame Gegensätzlichkeit in Bezug auf die Disziplin, denn die Lehrer konnten in dieser Hinsicht ziemlich hart sein, aber sie würden durch Kuden (mündliche Überlieferungen, die auf höheren Ebenen gelehrt werden) darauf bestehen, dass der wahre Weg ein Weg der mühelosen Anstrengung und des Nicht-Widerstands ist.

Durch meine eigene Praxis habe ich entdeckt, dass eine wirklich transformative Meditation eine freudige Erfahrung der Verbundenheit mit dem tiefsten, inneren Wesen und der Umgebung um uns herum ist. Ich habe festgestellt, dass die Entwicklung einer gesunden, kraftvollen Meditationspraxis keine strenge Disziplin erfordert (obwohl ein gewisses Maß an Disziplin angemessen ist), aber sie erfordert Ausdauer und die richtige Einstellung zur Praxis.

Was die Ausdauer betrifft, so lässt sich das, was ich meine, am besten durch ein Kleinkind modellieren, das das Laufen lernt. Das Kleinkind kennt die Idee von Disziplin nicht. Stattdessen hat es einen starken instinktiven Wunsch zu laufen, der es dazu anregt, es immer wieder zu versuchen, unabhängig von früheren Misserfolgen und schmerzhaften Landungen. Das Kleinkind fällt immer wieder hin, weint manchmal vor Frustration, aber schon bald versucht es wieder aufzustehen. Normalerweise ist das Individuum durch natürliche Beharrlichkeit schließlich in der Lage, zu laufen und zu rennen, und es wird schließlich die Fähigkeit entwickeln, all die Dinge zu tun, die gesunde Erwachsene als selbstverständlich ansehen.

So wie ein Kleinkind beharrlich lernt zu laufen, müssen wir beharrlich sein, wenn wir eine Meditationspraxis in unserem täglichen Leben etablieren wollen. Letztendlich wird es durch das tägliche Engagement so viel Schwung in unserer Meditationspraxis geben, dass es so aussieht, als ob das Universum selbst mithilfe unseres Körpers meditiert. Das ist der Weg.

Im Laufe der Jahre habe ich einen stetigen Strom von Fragen zur *Total Embodiment Method* erhalten. Ob von Anfängern oder langjährigen Meditierenden, die meisten dieser Fragen haben ein gemeinsames Thema und können auf ähnliche Weise beantwortet werden: „Meditiere täglich, aber strenge dich während deiner Praxis immer weniger an – entspanne dich."

Die einzige Frage ist, wie wir uns als beschäftigte Schüler, Eltern, Mitarbeiter und Chefs für die tägliche Meditation Zeit nehmen. Wenn wir uns nicht täglich die Zeit nehmen, Meditation zu praktizieren, werden wir nicht in der Lage sein, ihre Vorteile zu erlangen.

Dank der funktionalen Flexibilität von der TEM wirst du es meiner Meinung nach ganz einfach finden, sie in deinen Tagesablauf einzufügen. Du kannst während der Fahrt üben, inmitten deines Alltags – im Auto, beim Gehen, beim Sprechen, bei der Arbeit. Mit regelmäßiger, nachhaltiger Praxis der Grundlagen wird das Bewusstsein dein Leben und das der Menschen um dich herum bereichern. Dein Ehepartner, deine Kinder, deine Freunde und sogar dein Chef werden sich besser fühlen, weil du deine Zeit damit verbringst, dein Bewusstsein zu verkörpern.

Halte es einfach und übe täglich. Dein Leben wird sich verbessern.

Kapitel 23

Natürliche Meditation

Mitte der 2000er Jahre traf ich in Japan einen bekannten Survival-Ausbilder, der von der First Nation gelernt hatte. Ich hatte seit Ende der 1990er Jahre in Tokio gelebt, um traditionelle Kampf- und Heilkünste zu studieren. Obwohl Überlebensfähigkeiten in den japanischen Kampfkunstschulen nicht mehr gelehrt werden, war sie in den Tagen der Samurai ein Teil des Lehrplans, sodass ich Überlebenskurse als Ergänzung zu meinem Kampfkunsttraining nahm.

Der Ausbilder wusste, dass ich ein fortgeschrittener Kampfkünstler und ein begeisterter Meditierender war, also fragte er mich nach meiner Meditationsmethode. Er hörte mir aufmerksam zu, als ich ihm meinen grundlegenden Ansatz erläuterte. Dann sagte er: „Wer hat dir diese Meditation beigebracht? Das ist eine geheime Methode, die nur auf den höchsten Ebenen gelehrt wird."

Die Frage überraschte mich ein wenig, denn die Methode, die ich anwandte, schien so natürlich und vorteilhaft zu sein, dass sie nicht geheim sein konnte und auch nicht sollte. Zugegeben, die Methode unterscheidet sich von anderen Meditationen, die aus östlichen Religionen und spirituellen Systemen hervorgegangen sind, aber sie sollte tatsächlich geheim sein?

Ich sagte ihm, dass ich die Methode für sehr unkompliziert und grundlegend halte, aber er betonte erneut, dass diese Meditation eigentlich die Fortgeschrittenste sei. Seine Bemerkungen blieben jahrelang in meinem Kopf hängen. Während dieser Zeit habe ich die Methode mit niemandem außer Osaki Sensei geteilt. Ich konnte mich erst einige Jahre später mit der Idee anfreunden, die Methode außerhalb des Dojos meines Lehrers zu teilen, als das Unterrichten schließlich in meiner Verantwortung lag.

Nach meiner Rückkehr in die Vereinigten Staaten eröffnete ich sofort ein Dojo und begann zu unterrichten. Aufgrund meiner Bedenken über die Meditationsmethode habe ich mehr als ein Jahr lang damit gewartet, sie mit anderen zu teilen. Obwohl ich manchmal nach dem Unterricht über Meditation sprach, dachte ich nicht, dass meine Schüler besonders daran interessiert wären. Zu meiner Überraschung bat mich jedoch eines Tages einer der Schüler, ihm Meditation beizubringen.

Anfangs zögerte ich wegen der Zweifel, die ich hegte. Ich machte mir Sorgen, dass die Meditationsmethode für meine Schüler zu schwierig sein könnte. Wenn man bedenkt, dass über unserem Dojo ein lautes Tanzstudio lag, war ich auch besorgt, dass der Lärm zu sehr ablenken würde.

Durch die fehlende Isolierung zwischen unserer Decke und dem Hartholzboden des Tanzstudios wurde die Trennwand zu einem riesigen Lautsprecher, der die Musik und die Schritte nur noch verstärkte. Die intensiven Vibrationen rüttelten ständig an den Deckenplatten und ließen kleine weiße Partikel auf die schwarzen Trainingsmatten herunterflattern.

In Anbetracht des Lärms konnte ich mir nicht vorstellen, dass dort Anfänger meditieren könnten. Trotz der Hindernisse nahmen die Bitten um eine Meditationsstunde nicht ab.

Schließlich beschloss ich, es zu versuchen. Die Musik war wie immer schrill und die Vibrationen, die von den Füßen der Tänzer auf den Boden kamen, klangen wie ein Büffelballett, aber meine Schüler waren begierig. Zu meiner großen Überraschung traten sie inmitten des Lärms in einen kraftvollen, meditativen Zustand ein.

Wir meditierten etwa 20 Minuten, bevor wir mit dem Kampfkunsttraining begannen. Zur Freude der Schüler entdeckten diese, dass die Meditation ihre Ausführung der Kampftechniken stark verbessert hatte.

Etwa einen Monat später fragte ein anderer Lehrer, der sich mit mir den Raum teilte, ob sein sechsjähriger Sohn am Meditationsteil der Stunde teilnehmen könne. Anfangs ging ich davon aus, dass ein Kind nicht meditieren konnte, aber weil der

Junge wirklich neugierig zu sein schien, ließ ich es ihn versuchen. Wenn er sich langweilen würde, könnte er die Stunde einfach früher verlassen.

Zu meinem Erstaunen war der Junge perfekt für die meditative Erfahrung geeignet. Er schien das Meditieren zu lieben. Dieser Eindruck wurde bestätigt, als er eifrig fragte, ob er an der nächsten Stunde teilnehmen könne.

Angesichts des unglaublichen Erfolgs bei dem Kind begann ich, die Meditation offener zu unterrichten. Ich hatte das Gefühl, dass diese Erfahrungen die Eignung der Methode sowohl für Anfänger als auch für Fortgeschrittene bestätigte. Meine Schlussfolgerung: Die TEM ist nicht fortgeschritten, sie ist natürlich.

Ich begann mich jedoch zu fragen, warum diese Methode der Welt so gut wie unbekannt war. Schließlich schien sie mir völlig klar zu sein. Als ich das Thema eine Zeit lang betrachtete und darüber nachdachte, wie ich die Methode entdeckt hatte, kam ich zu dem Schluss, dass die Methode so natürlich ist, dass sie einfach übersehen wurde, denn oft übersehen wir die einfachsten Dinge.

Ich begann zu spekulieren, dass moderne Lehrer diese Methode nicht kennen, weil sie selten, wenn überhaupt, explizit gelehrt wurde, denn es bestand kein Bedarf. Früher, im Laufe der Entwicklung eines Schülers, war es ganz natürlich, dass die Prinzipien des Bewusstseins in den Unterricht integriert wurden.

In Indien zum Beispiel verbrachten fortgeschrittene Meditierende als Teil ihrer Ausbildung meist Wochen, Monate oder sogar Jahre als Asketen in der Wildnis. Während ihrer Zeit allein in der Wildnis erwarb der Schüler auf natürliche Weise die Essenz der TEM, ohne dass sie jemals gelehrt worden war. Dasselbe hat für Jäger und Sammler auf der ganzen Welt gegolten, unabhängig von der Zeit, in der sie lebten.

Ich vermutete, dass es unter diesen ursprünglichen Umständen nie notwendig war, eine Methode zu formulieren. Einfach ausgedrückt: Wenn ein Mensch für eine ausreichend lange Zeit allein der richtigen Umgebung ausgesetzt ist, entsteht ganz automatisch ein expansives, meditatives Bewusstsein.

Stelle dir vor, du lebst allein im Dschungel Indiens, wo Leoparden, Kobras und alle Arten von möglicherweise grausamen Todesfällen auf dich warten könnten. Unter solchen Umständen entsteht zwangsläufig ein gewisses ruhiges, expansives Bewusstsein, das gleichzeitig deine Energie konserviert, deinen Instinkt fördert und ein Gefühl der Einheit mit der Umwelt hervorruft. Ohne diese lebenswichtigen Qualitäten würdest du wahrscheinlich an angstgetriebenen Fehlern sterben oder gefressen werden.

Der Schlüssel zur Hervorhebung dieser Qualitäten liegt in der natürlichen Schönheit der Umwelt sowie in den Gefahren und Belastungen, die mit dem Leben dort verbunden sind. Ohne den Einfluss der Natur oder ohne eine gut durchdachte

Methode, um unser angeborenes Bewusstsein zu entfalten, beginnen wir, uns auf ausgeklügelte Methoden zu verlassen, die mehr Aufwand erfordern und die bis zu einem gewissen Grad nicht mit den Überlebensanforderungen des Lebens in der Wildnis vereinbar sind.

Ich habe verstanden, dass die TEM eine Möglichkeit ist, um das zu simulieren, was in der Natur passiert, wenn sich der Mensch unter den richtigen Umständen befindet. Aus dieser Perspektive stellt die TEM keine neue Meditationsmethode dar, sondern die ursprüngliche, natürliche Meditation. Da die TEM völlig natürlich ist, kann sie der Welt nie wirklich verloren gehen, denn solange Menschen in der Wildnis leben, wird sie sich spontan entwickeln, auch wenn diese Menschen nicht in der Lage sind, die Meditation in Worte zu fassen.

Langjährige Hingabe an die natürliche Meditation hat sich als unschätzbar wertvoll für meine eigene, persönliche Transformation im täglichen Leben erwiesen und ermöglicht eine tief integrierte Verkörperung des Bewusstseins. Ich habe auch in vielen anderen Bereichen des Studiums ein natürliches Bewusstsein als transformativ empfunden, einschließlich der Heilungsmodalitäten, der Kampfkünste und natürlich des Überlebenstrainings. Nachdem ich die TEM jahrelang unterrichtet habe, ist mir klar geworden, dass es sich auf einzigartige, aber überlappende Weise gut in jedes unserer Leben einfügt und eine tiefgreifende Transformation im Individuum anregt, die dann in die Welt hinausstrahlt.

Um die Entwicklung der TEM zu würdigen, waren Samurai-Ausbildung, Heilungsarbeit und Visionssuche die offensichtlichsten Beiträge zur Methode.

TEM öffnet die Sinne, schärft das Bewusstsein und integriert uns, indem es ein Gefühl von innerem Frieden und Einheit hervorruft. Am wichtigsten ist, dass sie uns hilft, Bewusstsein zu verkörpern, indem sie uns aus den Bereichen der mentalen Abstraktion, der Philosophie und des Egos herausführt und in eine nachhaltige, gelebte Erfahrung des gegenwärtigen Moments führt.

Als wir noch nahe dem Erdboden lebten, hatten die Menschen vielleicht keine Notwendigkeit, eine Meditation zu üben, um bewusst zu sein und sich vereint zu fühlen, aber jetzt, wo so wenige von uns ein naturzentriertes Leben führen und so viele von uns sich abgekoppelt fühlen, haben wir ein echtes Bedürfnis, uns wieder mit dem Leben zu verbinden, und dafür brauchen wir die Kraft natürlicher Methoden wie die TEM.

Was ist es also, das den modernen Menschen so unbewusst und abgekoppelt macht? Von der frühen Kindheit an wird uns beigebracht, uns bei allem, was wir tun, zu konzentrieren. Kinder werden unbewusst trainiert, ihre Aufmerksamkeit ausschließlich auf Chatten, Fernsehen, Surfen im Internet, Spielen von

Videospielen, Lesen, Schreiben usw. zu lenken. Wenige Aktivitäten, wenn überhaupt irgendwelche, bringen eine so entspannte Wahrnehmung zum Vorschein wie die eines Samurai-Meisters oder eines Schamanen aus den Amazonas.

Das Ergebnis einer gewohnheitsmäßigen Fokussierung ist eine psychologische Disharmonie, die Egozentrik, Angst, Depressionen und jede Menge anderer Krankheiten stimulieren, die aus einem Gefühl der Trennung von der Welt um uns herum entstehen.

Glücklicherweise müssen wir uns nicht einem Stamm anschließen oder allein in der Wildnis leben, um ein Gefühl der Verbundenheit zu erfahren. Wir können zuhause, im Zug, im Auto, bei der Arbeit und schließlich im gesamten Alltag auf diese Verbundenheit zugreifen, sobald wir uns an die Praxis gewöhnt haben.

Da die TEM den ersten und natürlichsten Ansatz zur Meditation darstellt, der mit unserer evolutionären Entwicklung im Einklang steht, ist sie perfekt geeignet, den modernen Menschen dabei zu unterstützen, die Wahrnehmung wieder ins Gleichgewicht zu bringen, das natürliche Gefühl der Einheit wiederherzustellen und den inneren Raum zu bereinigen, sodass Misstrauen, unvernünftige Zweifel, Ängste, Depressionen und Egozentrik keinen Platz mehr haben. Das Praktizieren dieser natürlichen Methoden wird uns immer mehr zu lebendiger Inspiration und Klarheit führen.

Die einzige Frage, die sich stellt, ist, ob du bereit bist, das Bewusstsein in deinem Leben zu erhöhen.

Wenn du Unterstützung in deiner Meditationspraxis wünschst, können wir gemeinsam üben. Nutze den untenstehenden Link, um einen kostenlosen, 30-tägigen Zugang zu meinen täglich geführten Meditationen zu erhalten.
www.richardlhaight.com/services

Vielen Dank für den Kauf der *Krieger-Meditation*. Wenn dir das Buch gefallen hat, würde ich mich freuen, wenn du mir eine Rezension bei Amazon.com hinterlässt. Ich danke dir!

Um Benachrichtigungen über zukünftige Buch-, Video- und Kursveröffentlichungen von Richard L. Haight zu erhalten, besuche www.richardlhaight.com/notifications

Zum Nachschlagen

MANTRA

Zahlreiche traditionelle Meditationsansätze machen Gebrauch von Mantras, aber der populärste Ansatz ist wahrscheinlich die *Transzendentale Meditation*, allgemein bekannt als TM. Die TM erhielt einen Großteil ihrer frühen Popularität von den Beatles, die Stimmübungen machten und Maharishi Mahesh Yogi, den Gründer der TM, leidenschaftlich unterstützten.

Maharishi Mahesh Yogi formulierte die TM, eine Schule der Samatha-Konzentrationsmeditation, in Indien zu Beginn des 20. Jahrhunderts. Da die TM eine Konzentrationsmethode ist, gibt es einen vorgeschriebenen Schwerpunkt. Der Schwerpunkt der TM liegt auf der Wiederholung eines Mantras im Kopf, das zweimal täglich, 20 Minuten lang mit geschlossenen Augen geübt wird.

Obwohl Ausübende sagen, dass die TM keine religiöse Praxis ist, argumentieren Kritiker, dass die Verwendung eines Mantras ein religiöses Element ist. Tatsächlich entschied 1977 ein US-Bundesbezirksgericht aufgrund des vermeintlich religiösen Charakters der TM-Methode, dass ein Lehrplan in TM, der in einigen Schulen in New Jersey unterrichtet wurde, gegen den Ersten Verfassungszusatz verstößt.

Ob religiöser oder weltlicher Natur, die TM hat sich weltweit verbreitet und wird sogar in einigen Schulen und Gefängnissen praktiziert, wobei viele Menschen behaupten, dass sie von der Praxis profitieren.

Um eine Vorstellung davon zu bekommen, wie Mantras funktionieren, habe ich einen grundlegenden weltlichen Ansatz zusammengefasst, den du üben kannst.

Zeit

Für die erste Übung sind fünfzehn Minuten gut.

Ort

Jeder bequeme Ort ohne Ablenkung.

Position

Sitze bequem mit aufrechter Wirbelsäule.

Augen

Geschlossen

Ausführung

Schließe die Augen und atme tief durch, um deinen Körper zu entspannen. In der Regel genügen wenige tiefe Atemzüge, um den Körper zu beruhigen, aber nimm so viele, wie du zur Entspannung benötigst.

Wiederhole während der fünfzehnminütigen Übung ein Mantra in deinem Kopf. Ein Mantra ist normalerweise ein einsilbiges Wort oder ein kurzer Satz. Für deine Erfahrung kannst du jedes beliebige Wort verwenden. Es könnte ein Wort in deiner eigenen Sprache oder in einer anderen sein. Wähle ein Wort aus, das eine Bedeutung vermittelt, die dir gefällt. Du könntest zum Beispiel ein Wort wie „Liebe", „Frieden" oder „Eins" verwenden.

Meditation beenden

Öffne nach fünfzehn Minuten die Augen, und bewege deine Finger und Zehen für einige Minuten, um einen Anstieg deines Blutdrucks hervorzurufen, bevor du versuchst, aufzustehen. Steh langsam und vorsichtig auf und fahre mit deinem Tag fort.

Umgang mit Ablenkung

Wenn ein Gedanke oder eine innere Erregung in dir aufsteigt, richte deine Aufmerksamkeit einfach wieder auf das Mantra.

Mantra-Zusammenfassung

1. Meditiere fünfzehn Minuten lang
2. Sitze bequem mit aufrechter Wirbelsäule und geschlossenen Augen
3. Wiederhole dein Mantra im Geiste (ein Wort wie „Liebe", „Frieden" oder „Eins")
4. Um die Meditation zu beenden, öffne deine Augen und bewege Finger und Zehen für einige Minuten, um deinen Blutdruck vor dem Aufstehen zu stimulieren.

ZEN-MEDITATION

Zazen, was „sitzendes Zen" bedeutet, ist die primäre Meditationspraxis des Zen-Buddhismus. Zen ist eine der bekanntesten, aber am wenigsten verstandenen Formen des Buddhismus auf der ganzen Welt.

Zen ist eine japanische Form des Mahayana-Buddhismus. Als der Buddhismus von Indien nach China kam, wurde er ganz natürlich von der taoistischen Philosophie beeinflusst und wurde zur sogenannten Chan-Schule des Buddhismus, die sich etwas vom indischen Buddhismus unterscheidet.

Die Zen-Meditation, bekannt als Zazen, betont die disziplinierte Praxis und die strenge Selbstkontrolle. Eigenschaften, die die Samurai schätzten. Aus diesem Grund ist Zen eine Religion, die mit vielen Samurai-Kampfkunstsystemen eng verbunden ist.

Das Zen konzentriert sich mehr auf die direkte, erfahrene Wahrnehmung der natürlichen Wirklichkeit und auf das Leben nach dieser Erkenntnis im täglichen Leben zum Wohle der Gesellschaft, als auf Sutras (religiöse Lehren des Buddhismus). Die Praxis der sitzenden Meditation dient dem ausdrücklichen Zweck, Einsicht zu erlangen.

Zen könnte als eine Mischung aus Samatha und Vipassana betrachtet werden, denn es umfasst Konzentration (Samatha), aber es tut dies mit dem ausdrücklichen Ziel, die wesentliche Natur der Wirklichkeit zu erkennen, was ein Vipassana-Ziel (Bewusstsein) ist.

Meine erste Zazen-Erfahrung war in einem berühmten, strengen Tempel in Kamakura, Japan. Ich war überrascht zu entdecken, dass der Zen-Meister mit einem Keisaku, was man mit „Warnstab" übersetzen könnte, durch den Meditationsraum ging, während wir im Schneidersitz auf Zabutons (Sitzkissen) saßen, mit perfekt aufgerichteter Wirbelsäule und mit fast geschlossenen Augen, die in einem 45-Grad-Winkel nach unten blickten. Obwohl mir die Praxis recht gut gefallen hat, könnte die strenge Natur von Zazen und die Möglichkeit, mit einem Stock geschlagen zu werden (auch wenn es keinen wirklichen Schaden verursacht), viele Leute abschrecken.

Zen-Meister verwenden Keisaku, um die Schultern von Meditierenden zu treffen, die sich krümmen oder ihre Konzentration verlieren. Je nach Tempel können die Schläge auf Wunsch des Meditierenden oder nach dem Ermessen des Meisters erfolgen. In beiden Fällen werden die Schläge nicht als Bestrafung, sondern als Akt des Mitgefühls betrachtet, der dem Meditierenden helfen soll.

Im modernen Japan gibt es zwei Zen-Hauptschulen. Die Rinzai-Schule macht sich Koans zunutze. Koans sind Geschichten, Dialoge, Fragen oder Aussagen, die dazu dienen, den Verstand in Schweigen zu versetzen. Die Soto-Schule macht keinen Gebrauch von Koans, sondern betont stattdessen die stille, konzentrierte Meditation, um in einen „kein Verstand"-Zustand zu gelangen.

Da dieses Buch einfache, weltliche Meditationsansätze hervorheben soll, werde ich hier die grundlegende Meditationsmethode der Soto-Schule beschreiben, denn bei der Übersetzung des Koan aus dem Japanischen ins Englische kann viel an Bedeutung und Wirkung verloren gehen. Koan oder nicht, beide Schulen betonen die Notwendigkeit der Konzentration. Der Hauptunterschied liegt im spezifischen Fokuspunkt.

Laut der Soto-Schule ist die korrekte Meditationspraxis wie folgt (Ich habe die religiösen Anforderungen an Altäre, Weihrauch, Statuen und/oder Gemälde religiöser Figuren, die von der Schule allgemein empfohlen werden, weggelassen, da wir hier nicht unbedingt zu religiösen Zwecken praktizieren):

Zeit

Verwende einen Timer und stelle ihn für die ersten paar Übungseinheiten auf zwanzig Minuten ein. In dem Tempel, in dem ich praktiziert habe, glaube ich, dass wir etwa eine Stunde geübt haben, aber zwanzig Minuten sollten für die meisten Menschen ausreichen, um ein Gefühl für diese Meditationsmethode zu bekommen.

Persönliche Vorbereitung

Die Meditation sollte vermieden werden, wenn du müde oder schläfrig bist. Es wird auch empfohlen, vor der Meditation nur mäßig zu essen und Alkohol zu vermeiden. Um das Wachsein zu stimulieren, ist es eine gute Idee, kurz vor der Meditationspraxis Gesicht und Füße mit kaltem Wasser zu waschen.

Ort

Suche dir einen ruhigen, sauberen Platz, wo es kaum eine Chance auf Störungen gibt. Der Ort sollte angenehm beleuchtet und warm sein, weder zu hell noch zu dunkel, weder zu heiß noch zu kalt.

Bekleidung

Vermeide das Tragen enger oder schwerer Kleidung, die die Durchblutung unterbrechen oder Druck auf die Gelenke ausüben könnte. Das Tragen von Socken, um deine Füße warm zu halten, ist eine gute Idee.

Kissen

Da du wahrscheinlich keine Zen-Kissen zum Sitzen hast, empfiehlt es sich, in einem Raum mit Teppichboden ein kleines, aber festes Sofakissen zu verwenden, auf dem du sitzen kannst, wobei du den unteren Teil deiner Wirbelsäule in der Mitte des Kissens platzierst, sodass die eine Kissenhälfte hinter dir liegt.

Bein-Position

Obwohl die Voll- oder Halblotus-Position empfohlen wird, solltest du, wenn du in diesen Positionen nicht leicht sitzen kannst, deine Beine einfach so kreuzen, wie es für dich am bequemsten ist.

Wenn du recht flexibel bist und versuchen möchtest, in der Voll-Lotus-Position zu üben, beginne damit, den rechten Fuß auf den linken Oberschenkel zu setzen und dann den linken Fuß auf den rechten Oberschenkel. Die Zehenspitzen und die Außenkante der Oberschenkel sollten dabei in einer Linie liegen.

Für die meisten Menschen ist der Voll-Lotus keine bequeme Sitzposition, aber in der Halb-Lotus-Position könntest du dich vielleicht wohlfühlen. Dazu ziehst du den rechten Fuß unter den linken Oberschenkel und setzt den linken Fuß auf den rechten Oberschenkel, mit der Ferse an der Hüfte. Wenn du mit dem anderen Bein flexibler bist, kannst du stattdessen den rechten Fuß auf den linken Oberschenkel setzen, wobei das linke Bein unter dem rechten Oberschenkel gekreuzt wird. Auch hier sollten die Zehenspitzen und der äußere Rand des Oberschenkels in einer Linie liegen.

Unabhängig von der gewählten Sitzposition sollten sich deine Beine kreuzen, um ein gleichseitiges Dreieck von der Wirbelsäule bis zu jedem Knie zu bilden, damit dein Körpergewicht auf diesen drei Punkten gleichmäßig verteilt ist.

Körperhaltung

Richte den unteren Rücken und die Wirbelsäule auf, während du dein Gesäß nach außen und den Bauch nach vorne drückst. Strecke den Hals zur Decke hinauf und ziehe dein Kinn ein. Das Ziel ist, deine Ohren in einer Linie mit deinen Schultern und deine Nase in einer Linie mit deinem Nabel zu bringen.

Sobald du in dieser Position bist, entspanne deine Schultern, deinen Rücken und deinen Bauch so weit wie möglich, ohne deine Haltung sichtbar zu verändern, wobei du darauf abzielst, körperlich zentriert zu bleiben.

Handposition

Beide Hände zeigen mit der Handfläche nach oben, wobei die Handgelenke auf den inneren Oberschenkeln am Bauch ruhen und die Daumenspitzen sich direkt vor dem Bauchnabel leicht berühren. Schaffe ein wenig Platz zwischen deinen Armen und deinem Körper.

Der Mund

Halte den Mund geschlossen und lege die Zungenspitze gegen den Gaumen direkt hinter die Zähne.

Augen

Wenn du deine Augen schließt, wirst du schläfrig oder träumst vor dich hin, also halte sie leicht geöffnet, während du in einem Winkel von etwa 45 Grad nach unten blickst.

Atmung

Öffne zunächst den Mund leicht und atme tief, lang und gleichmäßig ein, um die gesamte Luft aus dem unteren Teil der Lunge auszustoßen. Nach diesem ersten Atemzug schließe den Mund und atme auf natürliche Weise durch die Nase. Du musst deinen Atem nicht kontrollieren oder tief ein- und ausatmen. Lass den Atem einfach ein Eigenleben entwickeln.

Bewusstsein

In der Soto-Zazen-Praxis gibt es kein Ziel, sich auf ein bestimmtes äußeres Objekt oder Mantra zu konzentrieren, oder das Denken zu kontrollieren. Stattdessen solltest du dich darauf konzentrieren, eine korrekte Sitzhaltung beizubehalten. Im Zen heißt es, wenn deine Haltung richtig ist und deine Atmung sich beruhigt, wird dein Geist zur Ruhe kommen.

Natürlich werden wahrscheinlich Gedanken aufkommen, aber das Ziel ist es, sie ohne Interesse, Vermeidung oder Kampf zuzulassen. Erlaube den Gedanken und Gefühlen, von sich aus zu kommen und zu gehen. Die einzige Sorge während des Zazen besteht darin, in der richtigen Haltung zu bleiben und dem Atem zu erlauben, sich zu beruhigen.

Die Meditation beenden

Das Aufstehen nach längerem Sitzen kann gefährlich sein, wenn die Beine eingeschlafen sind oder der Blutdruck gesunken ist. Aus diesem Grund ist es ratsam, sich ein wenig zu bewegen, bevor man aufsteht. Schwinge deinen Körper einige Male nach links und rechts, nach vorne und hinten, zuerst leicht und dann kräftiger, während du tief durchatmest. Strecke deine Beine aus, damit die Zirkulation wieder zurückkehren kann. Stehe langsam und vorsichtig auf.

Zusammenfassung der Zen-Meditation

1. Stelle einen Timer für zwanzig Minuten ein
2. Esse mäßig und vermeide Alkohol vor der Meditation. Wasche Gesicht und Füße, um das Wachsein zu stimulieren
3. Trage locker sitzende, bequeme Kleidung und Socken, um deine Füße warm zu halten
4. Meditiere in einem ruhigen, sauberen, mäßig warmen Raum, in dem du nicht gestört wirst
5. Sitze auf einem Kissen und kreuze deine Beine
6. Richte die Wirbelsäule auf und ziehe dein Kinn ein, entspanne dann deine Schultern, deinen Rücken und deinen Bauch, während du eine aufrechte Haltung beibehältst
7. Hände mit Handfläche nach oben, Handgelenke auf die Innenseite der Oberschenkel gelegt, wobei sich die Daumenspitzen leicht berühren
8. Schließe den Mund, mit der Zungenspitze gegen den Gaumen hinter den Zähnen
9. Die Augen sind leicht geöffnet und blicken in einem 45-Grad-Winkel nach unten
10. Nimm zunächst tiefe, lange, sanfte Atemzüge mit Ausatmungen, die darauf abzielen, die gesamte Luft aus den Lungen auszustoßen. Dann schließe den Mund und atme natürlich durch die Nase weiter
11. Konzentriere dich auf die Aufrechterhaltung einer korrekten Körperhaltung
12. Lasse Gedanken und Gefühle von sich aus kommen und gehen
13. Beende die Meditation, indem du deinen Körper nach links und rechts, und nach vorne und hinten schwingst, während du tief einatmest, bevor du dich aus der Meditation erhebst

ACHTSAMKEITSMEDITATION

Die Achtsamkeitsmeditation ist ein Vipassana- oder Bewusstseinsansatz und es war die erste Meditation, die ich erfahren habe, obwohl ich damals nicht wusste, dass sie Achtsamkeitsmeditation genannt wird. Wie ich in der Einleitung sagte, hat mir meine Freundin diese Meditationsmethode mit sechzehn Jahren beigebracht.

Das allererste Mal, dass ich Achtsamkeitsmeditation praktizierte, war nach einem schrecklichen Streit mit meiner Mutter. Ich verließ wütend das Haus und wanderte planlos den Hügel hinter unserem Grundstück hinauf, um eine Zeit lang wegzugehen.

Oben angekommen, zog es mich an einen bestimmten Platz unter einem großen Eukalyptusbaum, wo ich mich inspiriert fühlte, die Meditationstechnik auszuprobieren, die mir meine Freundin ein paar Tage zuvor beigebracht hatte. Sie hat nie erwähnt, wie sie diese Methode gelernt hat, aber die Technik war relativ einfach, also habe ich es ausprobiert.

Obwohl es einige Zeit intensiver Konzentration brauchte, bis sich mein inneres Gefühl zu verlagern begann, verschwand die Wut schließlich. Sie wurde durch ein tiefes Gefühl der Klarheit und der Verbindung mit meiner Umgebung ersetzt. Ich fühlte mich völlig frei.

Nach dieser ersten Erfahrung verliebte ich mich in die Meditation und praktizierte sie danach regelmäßig, aber ich konnte nie wieder in den magischen Zustand vollkommener Ruhe und Verbundenheit zurückkehren, den ich bei der allerersten Anwendung der Methode erlebt hatte.

Das Versagen, diese ideale Erfahrung zu wiederholen, hat mich dazu angeregt, nach einer Meditationsform zu suchen, die weniger Anstrengung erfordert und sich leichter in mein tägliches Leben integrieren lässt. Diese Suche führte mich schließlich nach Japan und zur Entdeckung der *Total Embodiment Method.*

Obwohl man sagt, dass die Achtsamkeitsmeditation ihre Wurzeln in Vipassana hat, einer buddhistischen Meditationspraxis aus Indien, ist sie in Wirklichkeit eine weltliche Meditation, die von Jon Kabat-Zinn populär gemacht wurde und als Mittel zum Abbau von Stress und zur Steigerung des Wohlbefindens eingesetzt wird.

In Bezug auf die Popularität wird die Achtsamkeitsmeditation nur von der TM- und Zazen-Meditation übertroffen. In Bezug auf das Ziel ist Achtsamkeit wahrscheinlich am engsten mit der *Total Embodiment Method* verbunden, mit dem gemeinsamen Ziel, das Wohlbefinden durch die Erhaltung des gegenwärtigen Bewusstseins zu steigern.

Die Achtsamkeitsmeditation ist frei von buddhistischer Kultur, Tradition und religiösen Lehren. Im Grunde geht es bei der Achtsamkeitsmeditation darum, dem gegenwärtigen Moment und dem, was tatsächlich in uns geschieht, Aufmerksamkeit zu schenken und dabei keinen Versuch zu unternehmen, der Realität zu entfliehen. Meiner Meinung nach ist das Ziel, voll präsent zu sein, sehr vorteilhaft.

Achtsamkeit ist der grundlegenden Meditationspraxis ähnlich und wird in der Regel im Sitzen durchgeführt. Hier sind die grundlegenden Schritte der sitzenden Meditationspraxis:

Zeit

Verwende einen Timer und stelle ihn während der ersten paar Übungseinheiten auf mindestens fünfzehn Minuten ein. Wahrscheinlich habe ich mehrere Stunden auf dem Hügel verbracht, aber meine emotionale Situation war zu jenem Zeitpunkt ziemlich extrem. Eine Viertelstunde sollte für die meisten Menschen ausreichen, um ein Gefühl für diese Meditationsmethode zu bekommen, aber vertraue deiner Intuition, wenn sie nach mehr Zeit fragt.

Ort

Wenn du dich in der Natur wohlfühlst, ist es ratsam, die Achtsamkeitsmeditation einige Male im Freien auszuprobieren, wenn das Wetter es zulässt. Es gibt keinen Grund, weit in die Wildnis zu gehen. Ein örtlicher Park, dein Hinterhof oder ein Ort draußen, an dem du Ruhe finden kannst, sind in Ordnung. Wenn möglich, nutze deine Intuition, um einen geeigneten Ort zu finden. Wenn du keine Möglichkeit hast, dich im Freien aufzuhalten, dann ist ein beruhigender Raum in deinem Haus die nächstbeste Option.

Der Körper wird stark von seiner Umgebung beeinflusst, sodass es unklug wäre, in einem überfüllten Raum zu meditieren, wenn du doch den Geist aufräumen willst. Wenn es notwendig ist, im Haus zu meditieren und es keine aufgeräumten Räume gibt, ist es ratsam, den Raum, den du benutzen willst, vor der Meditation zu reinigen und harmonisch anzuordnen.

Position

Setze dich bequem dorthin, wo du üben möchtest, mit deiner Wirbelsäule leicht aufgerichtet, aber nicht zu steif. Wenn du auf einem Stuhl sitzen möchtest, versuche, einen zu verwenden, der einen 90-Grad-Winkel an Knöcheln, Knien und Hüften zulässt, damit die Gelenke während der Meditation nicht überbeansprucht werden, was mit der Zeit zu Schmerzen und Fehlstellungen führen kann. Wenn die verfügbaren Stühle zu kurz sind, kannst du den Stuhl mit einem Kissen versehen, um die gewünschten Winkel zu erreichen. Es wird empfohlen, die Füße mit der Unterseite flach auf dem Boden zu halten.

Wenn du lieber im Schneidersitz auf dem Boden sitzt, ist es ratsam, das Gesäß mit einem Kissen zu stützen. Wenn wir uns direkt auf den Boden setzen, werden wir wahrscheinlich eine Ermüdung der Hüfte, des Unterleibs und des unteren

Rückens erfahren, die während der Meditation Ablenkung und später möglicherweise Unbehagen verursachen wird.

Personen, die bequem auf den Knien sitzen, können ein Kissen unter ihrem Gesäß zwischen die Beine legen, um den Druck von den Knien und Knöcheln zu nehmen und zu verhindern, dass die Durchblutung der Unterschenkel verloren geht. Dadurch sollte die Position für die meisten Menschen recht bequem und die Wirbelsäule aufrecht und entspannt sein.

Die Voll-Lotus- oder Halb-Lotus-Position ist für diejenigen Personen geeignet, die sie bequem einnehmen können. Wenn du dich anstrengen musst oder die Position unangenehm für dich ist, eignet sie sich womöglich nicht so gut für dich. Personen, die die Lotus-Beinstellung noch nicht kennen, sollten sie wahrscheinlich besser nicht verwenden und sie erst einmal vermeiden.

In der Sitzposition wird die Wirbelsäule leicht aufgerichtet, ohne starr zu sein, d.h. die natürliche Krümmung der Wirbelsäule wird ermöglicht. Lasse deinen Kopf bequem auf den Halswirbeln ruhen, ohne den Hals nach oben zu strecken, so wie es Zazen rät. Lasse auch deine Arme parallel zu den Seiten deines Körpers hängen, wobei deine Hände bequem auf den Oberschenkeln ruhen, ohne die Arme zu verschränken. Der Schlüssel dazu ist, eine bequeme Position für deine Hände zu finden, sodass du lange sitzen kannst, ohne deine Position zu verändern. Wenn die Hände zu weit vorne sind, ziehen sie am Körper, wodurch dieser gekrümmt wird. Wenn die Hände zu weit hinten sind, werden die Schultern eingeklemmt, was zu einer Versteifung führt. Gleichgewicht ist der Schlüssel.

Augen

Ähnlich wie bei Zazen, zieh dein Kinn ein wenig ein und lasse deinen Blick in einem Winkel von etwa 45 Grad sanft nach unten fallen. Wie bei Zazen schließe die Augen fast vollständig, sodass eine Öffnung bleibt, durch die du gerade noch sehen kannst. Wenn deine Intuition dich dazu veranlasst, deine Augen zu schließen, ist das in Ordnung. Wichtig ist, die Augen davon abzuhalten, sich auf etwas Bestimmtes zu konzentrieren.

Fokuspunkt

Sobald du bequem sitzt und entspannt bist, spüre den Fluss deines entspannten Atems. Mit jedem Einatmen sagst du in deinem Kopf „Einatmen" und mit jedem Ausatmen sagst du in deinem Kopf „Ausatmen".

Während der Achtsamkeitsmeditation wird der Geist sicher vom Atem wegwandern und verschiedene Szenen der Zukunft oder Vergangenheit, Erzählungen über dich oder das, was du dir wünschst oder nicht magst, projizieren. Es geht nicht darum, dagegen anzukämpfen oder das Denken zu vermeiden. Irgendwann wird deine Aufmerksamkeit aus der Gedankenschleife herausbrechen und merken, dass du nachgedacht hast. Wenn dir dieser „wache" Moment in den Sinn kommt, lenke freundlicherweise die Aufmerksamkeit auf deinen Atem zurück, ohne dich um die Gedanken oder Gefühle zu kümmern, die eine Zeit lang deine Aufmerksamkeit gestohlen haben.

Anpassungen

Wenn du den Drang verspürst, deine Körperhaltung anzupassen, dich zu strecken oder irgendwo zu kratzen, ist das in Ordnung, aber nimm dir einen Moment Zeit, um dich des Drangs bewusst zu werden, bevor du die Bewegung zulässt. Der Moment des Bewusstseins wird helfen, zu verhindern, dass unbewusste Bewegungen die Oberhand gewinnen. Als Alternative könntest du dich auch entscheiden, dem Drang nicht nachzugehen, aber selbst in diesem Fall solltest du einfach deine Wahl zur Kenntnis nehmen.

Wenn der Geist ständig umherschweift, brauchst du dir keine Sorgen zu machen, denn das ist völlig normal. Beachte einfach, dass der Geist umherwandert, ohne dich darüber zu ärgern, wenn möglich.

Die Meditation beenden

Wie bei jeder sitzenden Meditation kann dein Blutdruck während des Meditierens fallen, deshalb solltest du dich einige Minuten lang im Sitzen bewegen, um sicherzustellen, dass dein Blutdruck vor dem Aufstehen erhöht wird.

Sobald du aufgestanden bist und bereit für den Rest des Tages bist, solltest du lange genug innehalten, um zu erkennen, wie sich dein Körper anfühlt, wie deine Umgebung aussieht und wie du deinen Tag verbringen möchtest, denn das Erkennen ist das Wesen der Achtsamkeit.

Zusammenfassung der Achtsamkeitsmeditation

* Sitze bequem, Wirbelsäule leicht aufgerichtet, Kopf bequem auf den Wirbeln aufliegend

- Die Augen sind teilweise geschlossen und in einem 45-Grad-Winkel nach unten gerichtet
- Atme durch die Nase mit vollen, aber entspannten Atemzügen. Wenn die Nasenatmung unangenehm ist, dann kannst du auch durch den Mund atmen
- Achte auf deinen Atem und sage dir im Kopf „Einatmen", wenn du einatmest und „Ausatmen", wenn du ausatmest
- Wenn der Geist umherschweift, richte einfach die Aufmerksamkeit wieder auf den Atem, sobald du die Umherwanderung bemerkst

VAGALE ATMUNG

Nimm einen vollen Atemzug und halte ihn, während du den Atem zur Dehnung der Lungen auf eine Weise verwendest, die sich wirklich gut anfühlt. Durch die Neupositionierung von Bauch, Wirbelsäule, Schultern und Hals kannst du den Luftdruck in den Lungen bewegen.

Spiele mit dem Druck in der Lunge, indem du sie dehnst, um herauszufinden, welcher Richtungsdruck sich im Moment am besten für dich anfühlt. Wenn es sich gut anfühlt, sich auf diese Weise für ein paar Sekunden zu dehnen und dann in eine andere Richtung zu wechseln und dann wieder in eine andere, ist das in Ordnung. Atme aus.

Denke nicht zu viel über diesen Prozess nach, denn bei jeder Meditation ist das Gefühl der Schlüssel zu einer kraftvollen Erfahrung. Hier ist ein Link zu einem von mir gedrehten Video, das die vagale Atmung demonstriert:

https://richardlhaight.com/vagal

Dehne die Lungen mit dem Druck deiner Atemzüge so lange, wie es sich gut anfühlt und atme dann so aus, dass du dich auch zutiefst zufrieden fühlst. Halte inne und entspanne dich so lange, wie es sich gut anfühlt, bevor du mehrere entspannte Erholungsatemzüge einlegst. Atme noch einmal tief durch, sobald du dich dazu bereit fühlst. Wiederhole diesen Atmungsvorgang fünf Minuten lang.

Der Schlüssel bei der vagalen Atmung liegt nicht darin, besonders starrsinnig zu sein, sondern darauf zu achten, was sich in jeder Phase des Prozesses gut anfühlt. Wenn die vagale Atmung richtig durchgeführt wird, d.h. wenn man darauf achtet, was sich wirklich gut anfühlt, wird das Gehirn beim ersten Atemzug von der Beta- zur Alpha-Welle wechseln. Nach einer fünfzehnminütigen Übung sollte die vagale

Atmung die Spannung aus deinem Körper spürbar abfließen lassen und ein warmes, klares und ruhiges Gefühl erzeugen.

FIXPUNKT-FOKUS

Starte eine Stoppuhr und konzentriere dich vollständig auf eine Kerzenflamme oder einen ausgewählten Punkt an der Wand, um alles andere auszuschließen. Achte darauf, wie lange es dauert, bis du das gesamte Sichtfeld nicht mehr ausschließen kannst. Der Zweck dieser Übung besteht darin, sich der Tatsache bewusst zu werden, dass du nicht bewusst aufhören kannst, das gesamte Sichtfeld zu sehen, solange deine Augen geöffnet sind.

PERIPHERE SICHTBARKEITSÜBUNG

Setze dich fünfzehn Minuten lang bequem hin und achte bewusst auf das gesamte Sichtfeld, ohne zu versuchen, dich auf etwas zu konzentrieren oder Informationen auszuschließen.

BEWUSSTES HÖREN

Stelle deinen Timer auf fünf Minuten ein, schließe die Augen, entspanne deinen Körper so weit wie möglich und höre aufmerksam auf alle Geräusche aus allen Richtungen, ob nah oder fern. Versuche nicht, irgendein Geräusch zu identifizieren. Vertiefe dich stattdessen in das Gefühl des Klangs. Wenn du dich bei dieser Übung entspannst, wirst du feststellen, dass du dich in weniger als einer Minute in einem kraftvollen Meditationszustand befindest.

Wenn du feststellst, dass du dich von einem bestimmten Geräusch angezogen oder gestört fühlst, wird deine serielle Verarbeitung, die geräuschvolle Hemisphäre, aktiviert, die dich aus deinem meditativen Zustand herauszieht. Um also in einem meditativen Zustand zu bleiben, akzeptieren wir einfach alle Geräusche unvoreingenommen und ohne jeglichen Versuch, sie zu identifizieren.

Sobald der Timer abläuft, starte ihn erneut und wiederhole die Meditation, diesmal mit offenen Augen. Zuerst könnte deine Aufmerksamkeit durch die Dinge in deinem Sichtfeld beeinträchtigt werden, aber in diesem Fall solltest du deine Aufmerksamkeit immer wieder auf das gesamte Hörfeld richten.

BEWUSSTES RIECHEN

Setze dich bequem fünfzehn Minuten lang mit geschlossenen Augen hin und atme voll und gleichmäßig ein, um die Qualität der Luft zu spüren, die durch deine Nasenlöcher in die Lungen strömt und schließlich wieder herausströmt. Beachte die allgemeinen Eigenschaften der Luft, einschließlich des Luftdrucks, der Feuchtigkeit und Frische sowie den allgemeinen Geruchssinn.

Lasse nicht zu, einen bestimmten Geruch zu identifizieren, sondern akzeptiere einfach alle Gerüche, während du die Luft spürst, die durch deine Nasengänge strömen.

Öffne deine Augen, um die Meditation fortzusetzen, sobald du die Verschiebung zum Alpha bemerkst, d.h. wenn sich dein Geist und dein Körper ruhig und entspannt anfühlen.

Normalerweise solltest du keine Probleme haben, beim zweiten Mal von Anfang an mit geöffneten Augen das bewusste Riechen zu üben.

BEWUSSTES SCHMECKEN

Werde dir des Gefühls im Mund und des allgemeinen Geschmackssinns bewusst.

Es gibt vielleicht Geschmacksspuren von Lebensmitteln, die du am Tag konsumiert hast, aber versuche nicht, bestimmte Geschmacksrichtungen zu identifizieren. Sei dir einfach des Geschmackssinns und des Gefühls im Mund bewusst, als ob es das erste Mal wäre, dass du den Mund erlebst.

Achte darauf, wann die Verschiebung zu Alpha erfolgt.

BEWUSSTES FÜHLEN

Setze dich bequem fünfzehn Minuten lang hin und lasse zwischen den einzelnen Schritten ein oder zwei Minuten verstreichen.

Zuerst solltest du deine volle Aufmerksamkeit auf deine Füße richten und sie bewusst entspannen.

Als nächstes solltest du den Bereich zwischen deinen Knöcheln und Knien lebhaft fühlen und diese Bereiche bewusst entspannen.

Fühle jetzt den Raum zwischen deinen Knien und deinen Hüften und entspanne diesen Bereich bewusst.

Wenn du bereit bist, fühle lebhaft den Bereich zwischen deinen Hüften und deinem unteren Brustkorb und entspanne dich.

Als nächstes solltest du deine Aufmerksamkeit auf den Bereich zwischen deinen unteren Rippen und deinem Schlüsselbein richten und diesen Bereich entspannen.

Wenn du dich für den nächsten Schritt bereit fühlst, achte auf den Bereich zwischen dem Schlüsselbein und dem Scheitelpunkt deines Kopfes. Entspanne dich tief.

Fühle jetzt den Raum zwischen deinem Schlüsselbein und deinen Ellenbogen. Entspanne diesen Bereich bewusst.

Beachte als nächstes den Bereich zwischen deinen Ellenbogen und deinen Handgelenken. Entspanne dich.

Fühle jetzt deine Hände und Finger. Entspanne vor allem diesen Bereich.

Achte schließlich auf den gesamten Raum deines Körpers, sowohl die innere Dimension als auch die Oberfläche, und entspanne den gesamten Körper so, dass gerade genug Spannung vorhanden ist, um aufrecht sitzen zu bleiben.

SPHÄRISCHE BEWUSSTSEINSÜBUNG

Stelle dir ein leichtes, angenehmes Gefühl in deiner Brust vor. Sobald du ein Gespür für das Gefühl bekommen hast, verteile es in deinem Körper. Wenn du feststellst, dass es Bereiche deines Körpers gibt, die gegen dieses leichte Gefühl resistent zu sein scheinen, versuche zu diesem Zeitpunkt nicht, das leichte Gefühl in diese Bereiche zu erzwingen. Nimm sie einfach zur Kenntnis, ohne dich darauf zu konzentrieren.

Als nächstes stelle dir vor, dass sich ein leichtes, angenehmes Gefühl über deinen Körper hinaus kugelförmig ausbreitet, um eine positive Atmosphäre in dem Raum um dich herum zu schaffen. Achte darauf, dass dein Gefühl nicht an Oberflächen stehen bleibt, sondern sich direkt durch sie hindurchbewegt. Es gibt keinen Grund, warum Wände, Böden oder Decken deine Absicht oder dein Bewusstsein einschränken müssen, also erweitere deine Gefühle bzw. deine Intention sanft über diese Dinge hinaus.

ZUSAMMENFASSUNG DER KRIEGER-MEDITATION

1. Nimm mehrere vagale Atemzüge, um Körper und Geist zu entspannen
2. Achte auf das gesamte Sichtfeld
3. Nimm alle Geräusche wahr, nah und fern
4. Nimm den Geruchssinn und das Gefühl in den Atemwegen wahr
5. Beachte den Geschmackssinn und das Gefühl im Mund

6. Nimm das Gefühl im gesamten Körper wahr
7. Erweitere dein Gefühl kugelförmig in den Raum um dich herum und über den Körper hinaus
8. Stehe auf, indem du das räumliche Vorstellungsvermögen vorrangig in deiner Aufmerksamkeit behältst. Bewege deine Finger und Zehen und lehne dich nach links und rechts, um sicher zu sein, dass dein Blutdruck auf ein sicheres Niveau zurückkehrt, bevor du aufstehst. Stehe bewusst auf

MENTALE KARTEN

1. Selbstbild – wie wir uns selbst sehen
2. Sozialer Status – was andere von uns erwarten
3. Überzeugungen – was wir für die Wahrheit halten

VIER KOMPETENZSTUFEN

1. Unbewusste Inkompetenz - falsche Intuition
2. Bewusste Inkompetenz - falsche Analyse
3. Bewusste Kompetenz - richtige Analyse
4. Unbewusste Kompetenz - richtige Intuition

DIE DREI VERZERRUNGEN DER WAHRNEHMUNG

1. Instinktive Negativitätsvorurteile
2. Emotionale Voreingenommenheit
3. Wertvorurteile

SOFORTIGE MEDITATION

Nimm dir ein paar Sekunden Zeit, um den Grad deiner inneren Unruhe zu beurteilen und bewerte deine Unruhe auf einer Skala von eins bis zehn. Eine Bewertung von vier oder höher auf der Unruhe-Skala würde auf ein hohes Potenzial für unbewusste Reaktivität hinweisen.

Sobald du die Unruhe-Bewertung gemacht hast, gib dir nicht mehr als ein oder zwei Sekunden Zeit, um in das sphärische Bewusstsein zu blitzen. Gehe durch deinen Tag und schau, wie lange du in der Lage bist, sphärisch bewusst zu bleiben.

Quellen

Baas L.S. et al. "An Exploratory Study of Body Awareness in Persons
with Heart Failure Treated Medically or with Transplantation." Journal of
Cardiovascular Nursing Vol. 19, Issue 1, Jan-Feb. 2004.
https://www.ncbi.nlm.nih.gov/pubmed/14994780

Bushdid, C. et al. "Humans Can Discriminate More than 1 Trillion
Olfactory Stimuli." Science Vol. 343, 21 Mar. 2014.
http://vosshall.rockefeller.edu/assets/file/BushdidScience2014.pdf

Christensen, A.J. et al. "Body Consciousness, Illness-Related
Impairment, and Patient Adherence in Hemodialysis." Journal of Consulting
and Clinical Psychology Vol. 64, Issue 1, Feb. 1996.
https://www.ncbi.nlm.nih.gov/pubmed/8907094

de Groot, Jasper H. B. et al. "Chemosignals Communicate Human
Emotions." Psychological Science Vol. 23, Issue 11, 27 Sept. 2012.
https://journals.sagepub.com/doi/abs/10.1177/0956797612445317

Eriksson, Elsa M. et al. "Aspects of the non-pharmacological treatment of
irritable bowel syndrome." World J Gastroenterol. 2015 Oct 28. 2015.
https://www.ncbi.nlm.nih.gov/pmc/articles/PMC4616219/

Eriksson, Elsa M. et al. "Aspects of the non-pharmacological treatment of
irritable bowel syndrome." World J Gastroenterol. 2015 Oct 28. 2015.
https://www.ncbi.nlm.nih.gov/pmc/articles/PMC4616219/

Hassert, D.L., T. Miyashita, and C.L. Williams. "The Effects of
Peripheral Vagal Nerve Stimulation at a Memory-Modulating Intensity on
Norepinephrine Output in the Basolateral Amygdala." Behavioral
Neuroscience Vol. 118, Issue 1, Feb. 2004.
https://www.ncbi.nlm.nih.gov/pubmed/14979784

Kong, Nathan W., William R. Gibb, and Matthew C. Tate. "Neuroplasticity: Insights
from Patients Harboring Gliomas." Neural Plasticity 5 July 2016.
https://www.ncbi.nlm.nih.gov/pmc/articles/PMC4949342/

Kox, Matthijs, et al. "Voluntary Activation of the Sympathetic Nervous System and
Attenuation of the Innate Immune Response in Humans." Proceedings of the
National Academy of Science USA Vol. 111, No. 20, 20 May 2014.
https://www.ncbi.nlm.nih.gov/pmc/articles/PMC4034215/

Krugman, Herbert E. and Eugene L. Hartley. "Passive Learning from Television."
Mindful Wellness.
http://www.mindfulwellness.us/uploads/9/1/6/2/91629542/passive_learning_fr
om_television_by_herbert_e._krugman_and_eugene_l._hartley.pdf

Mehling, W.E. et al. "Randomized, Control Trial of Breath Therapy for Patients with
Chronic Low-Back Pain." Alternative Therapies in Health and Medicine Vol.
11, Issue 4, Jul-Aug. 2005. https://www.ncbi.nlm.nih.gov/pubmed/16053121

Pavlov, Valentin A. and Kevin J. Tracey. "The Vagus Nerve and the Immunity Reflex
– Linking Immunity and Metabolism." National Review of Endocrinology
Vol. 8, No. 12, Dec. 2012.
https://www.ncbi.nlm.nih.gov/pmc/articles/PMC4082307/

Sasmita, Andrew Octavian, Joshua Kuruvilla, and Anna Pick Kiong Ling. "Harnessing
Neuroplasticity: Modern Approaches and Clinical Future." International
Journal of Neuroscience Vol.128, Issue 11, 4 May 2018.
https://www.tandfonline.com/doi/abs/10.1080/00207454.2018.1466781?journ
alCode=ines20

Seppala, Emma. "20 Scientific Reasons to Start Meditating today."
Psychology Today 11 Sept. 2013.
https://www.psychologytoday.com/us/blog/feeling-it/201309/20-scientific-
reasons-start-meditating-today

Über den Autor

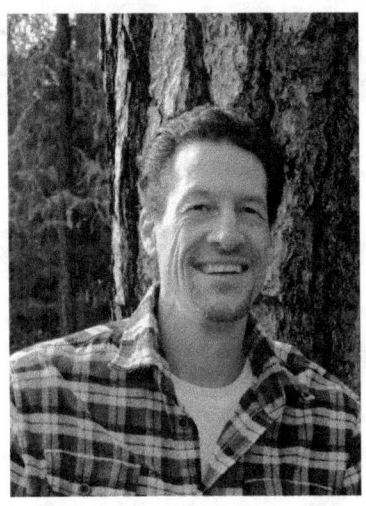

Richard L. Haight ist der Autor von *The Unbound Soul* und *Inspirience: Meditation Unbound*, und ein Lehrer auf Meisterniveau für Kampf-, Meditations- und Heilkünste. Richard begann im Alter von 12 Jahren mit dem formellen Kampfkunsttraining und zog im Alter von 24 Jahren nach Japan, um seine Ausbildung mit Meistern des Schwertes, des Stabes und des Aiki-Jujutsu voranzutreiben.

Während seiner 15 Jahre in Japan erhielt Richard die Meisterlizenzen sowohl in vier Samurai-Künsten als auch in einer traditionellen Heilkunst namens Sotai-ho. Richard ist einer der weltweit führenden Experten in den traditionellen, japanischen Kampfkünsten.

Mit seinen Büchern, seiner Meditationsmethode und seinem Kampfkunstseminar trägt Richard L. Haight zur Entfachung einer weltweiten Bewegung für persönliche Transformation bei, die frei von allen Zwängen und für jeden, auf jeder Ebene, zugänglich ist. Er lebt und lehrt jetzt im Süden von Oregon, USA.

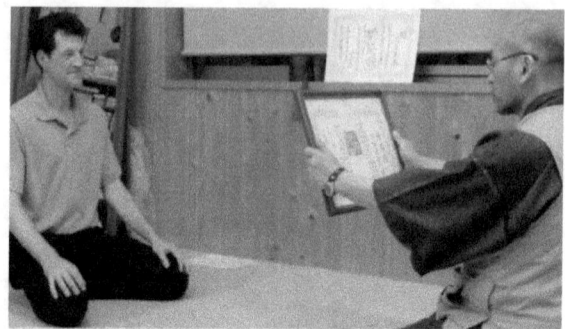

Erhalt der Meisterlizenz von Meister Shizen Osaki
Kanagawa, Japan, Juli 2012.

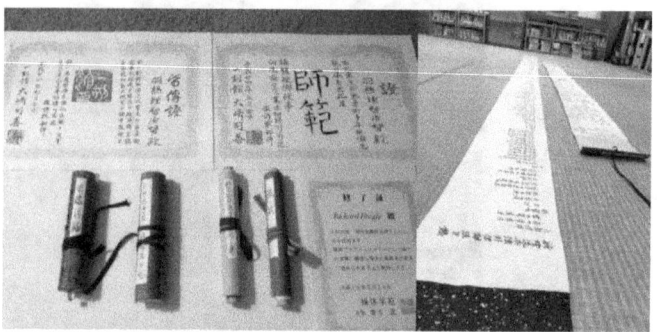

(Oben - von links nach rechts) Meisterlizenz und Ausbilderlizenz im Daito-ryu Aikijujutsu
(Meisterrollen - von links nach rechts) Daito-ryu Aikijujutsu, Yagyu Shinkage-ryu Hyoho,
Shinkage-ryu Jojutsu, Seigo-ryu Battojutsu, Sotai-ho (Meisterlizenz)

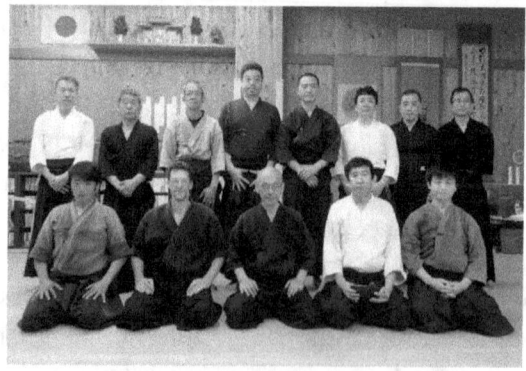

Vorderreihe und Mitte, Shizen Osaki, Sensei
Kanagawa, Japan, Oktober 2017

Kontakt

Hier sind einige Möglichkeiten, um mit den Lehren von Richard Haight in Verbindung zu treten:

- Webseite: www.richardlhaight.com
- Einmonatige kostenlose Meditationsstunden
- www.richardlhaight.com/services
- Benachrichtigungen erhalten: www.richardlhaight.com/notifications
- YouTube: Tools of Spiritual Awakening with Richard L. Haight
- Facebook: www.facebook.com/richardlhaightauthor
- E-Mail: contact@richardlhaight.com

Unerschütterliche Bewusstheit

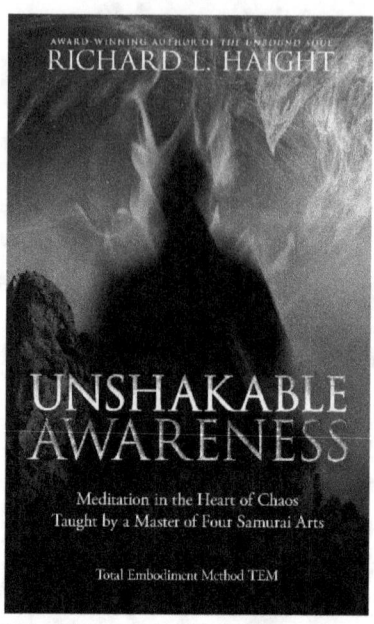

Unerschütterliche Bewusstheit spricht ein kritisches Bedürfnis für unruhige Zeiten an: Wie bleibt man präsent, klar im Kopf und ruhig, wenn man unvorhersehbaren Lebensereignissen gegenübersteht? Es bietet ein Rezept für geerdete Präsenz, wenn das Leben herausfordernd ist.

Durch *Unerschütterliches Bewusstheit* erhältst du Zugang zu meditativem Gewahrsein unter unvollkommenen Bedingungen - mit offenen Augen, während deines aktiven, täglichen Lebens. Wenn du erst einmal den Dreh raus hast, wird sich deine Fähigkeit, tiefe meditative Klarheit durch Aktivitäten und Belastungen aller Art hindurch anzuzapfen und aufrechtzuerhalten, enorm verbessern, ebenso wie die Qualität deines Lebens.

Auf den ersten Blick mag es so scheinen, dass dieses Buch für erfahrene Meditierende gedacht ist. Keine Sorge, denn die Methoden, die hier gelehrt werden, knüpfen an den menschlichen Instinkt an, was bedeutet, dass sowohl blutige Anfänger als auch fortgeschrittene Meditierende feststellen werden, dass sie auf einer Augenhöhe sind. Unabhängig von deinem Hintergrund oder deiner Erfahrung, wirst du über deine schnellen Fortschritte völlig erstaunt sein, wenn du die Herausforderungen mit einer positiven Einstellung angehst.

Während des gesamten Trainings wirst du ein leistungsfähiges System zur Beurteilung deiner Fortschritte nutzen, das einer alten, verlorenen Weisheit entstammt. Du erhältst ein klares, tägliches Feedback zu deinen Fortschritten, das dich dazu inspirieren wird, noch größere Herausforderungen anzunehmen und noch mehr Bewusstseinsmöglichkeiten und gesundheitliche Vorteile zu realisieren. In diesem Buch enthalten sind ein Schritt-für-Schritt-Arbeitsbuch zum Downloaden und ein Trainingsplan, der dir hilft, auf dem richtigen Weg zu bleiben.

The Unbound Soul

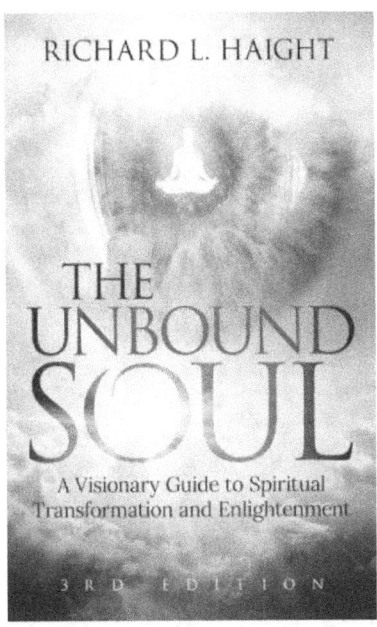

„Eines der besten Bewusstseins-Bücher aller Zeiten"
-BookAuthority

2019 Gold-Gewinner der Reader's Favorite Awards und Bestseller in den Kategorien Spiritualität, Meditation und Selbsthilfe. *The Unbound Soul* ist ein frischer, hoch gelobter spiritueller Leitfaden, der von dem innerlichen Kampf eines Menschen erzählt, seine Seele zu befreien, und gleichzeitig den Leser zu seiner eigenen inneren Freiheit führt.

The Unbound Soul ist ein Memoir, das die wahre Geschichte eines kleinen Jungen erzählt, der inmitten einer Vision sein Leben dem spirituellen Erwachen widmet. Mit zunehmender Reife führt ihn dieses Versprechen um die ganze Welt. Er sammelt altes Wissen und beherrscht Kampf-, Heil- und Meditationskünste.

Aber *The Unbound Soul* ist so viel mehr als nur ein Memoir. Es ist ein mächtiger Leitfaden, der die zutiefst einfache, aber zugleich schwer fassbare Wahrheit enthüllt, die dein Leben erhellt. Es bietet dir eine Reihe von mächtigen Bewusstseinsinstrumenten, die dich auf deinem persönlichen Weg unterstützen. In *The Unbound Soul* geht es tatsächlich um dich und deinen Weg zur praktischen Verwirklichung im Alltag.

Inspirience: Meditation Unbound

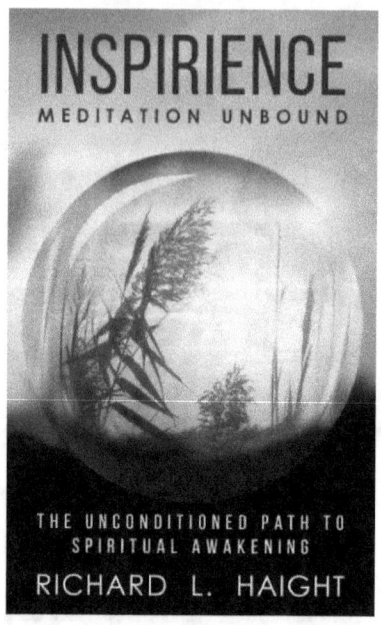

„Ich lese ein spirituelles Buch pro Woche für meine Radiosendung und ich sage Ihnen, dass Inspirience frisch, echt und dringend notwendig ist!"
-Jean Adrienne, *PowerTalk Radio*

DAS LEBEN ERLEBEN
INSPIRIERENDE VERÄNDERUNG
LEBENDIGE INSPIRATION

Was ist es, das du wirklich suchst? Die Realität ist, dass die meisten von uns es nicht wirklich wissen. Bei genauer Betrachtung entdecken wir, dass wir vor allem das Transzendente suchen, das, was am tiefsten in uns wohnt, das, was uns mit allem, was ist, verbindet und unserem Leben bedingungslosen Sinn gibt.

Das Transzendente überschreitet das Fassungsvermögen des Geistes und die Grenzen der Worte, denn es ist jenseits aller Form und Definition. Aber Erfahrung und Inspiration, auch wenn sie sich nicht mit Worten erklären lassen, können gefunden werden. Es gibt einen Weg dorthin.

Richard L. Haight, der Bestsellerautor von *The Unbound Soul*, Meister in der Meditation und Schwertkämpfer, teilt einen einfachen und natürlichen Weg zur Inspiration durch bedingungslose Meditation. *Inspirience* nimmt dich mit auf eine Reise zum Transzendenten, sodass es dein Leben - *und die Welt* - transformieren kann.

The Psychedelic Path

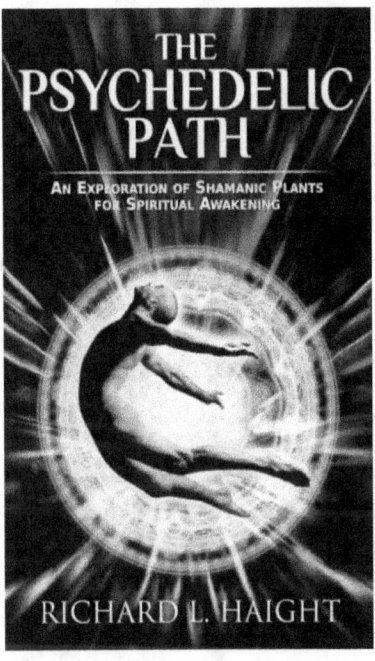

„Faszinierende Einblicke in visionäre Zustände.
Es ist dafür bestimmt, ein kontroverses Buch zu werden."
-Grady Harp, *Amazon Hall of Fame Reviewer*

Gehst du den spirituellen Weg und bist neugierig in Bezug auf Psychedelika? Reise zusammen mit einem Meditationsmeister und ehemaligen „pharmakologischen Puristen", während er das spirituelle Herz der psychedelischen Erfahrung erforscht, um die potenziellen Vorteile und Gefahren dieser Substanzen zu entdecken.

Richard L. Haight, ein Meister des Schwertkampfes, Meditationsexperte und Bestsellerautor von *The Unbound Soul,* liefert eine außerordentlich kraftvolle, unvoreingenommene Darstellung von Halluzinogenen in Bezug auf den spirituellen Pfad.

Für seine Reisen nutzt Haight drei alte schamanische Pflanzen, die in Süd-, Mittel- und Nordamerika gefunden wurden und er zeigt eine innovative Perspektive, die eine enorme persönliche Transformation bewirkt.

Tägliches Meditationstraining mit Richard L. Haight

Wenn du mehr praktische Anweisungen über die Meditation und Lehren erfahren möchtest, kannst du eine kostenlose 30-tägige, geführte Meditationsschulung mit Richard L. Haight erhalten. Besuche: www.richardlhaight.com/services

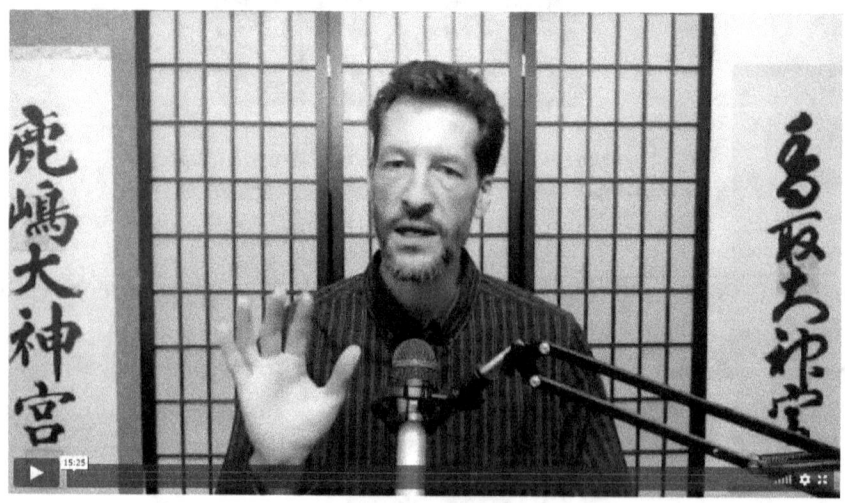

www.ingramcontent.com/pod-product-compliance
Lightning Source LLC
Chambersburg PA
CBHW072043280526
45788CB00006B/2168